自疗有方

中医刮痧
轻图典

臧俊岐◎主编

黑龙江科学技术出版社
HEILONGJIANG SCIENCE AND TECHNOLOGY PRESS

图书在版编目（ＣＩＰ）数据

中医刮痧轻图典/臧俊岐主编. --哈尔滨:黑龙
江科学技术出版社，2018.4
（自疗有方）
ISBN 978-7-5388-9520-9

Ⅰ．①中… Ⅱ．①臧… Ⅲ．①刮搓疗法－图解 Ⅳ．
①R244.4-64

中国版本图书馆CIP数据核字(2018)第015772号

中 医 刮 痧 轻 图 典
ZHONGYI GUASHA QING TUDIAN

主　　编	臧俊岐
责任编辑	项力福
摄影摄像	深圳市金版文化发展股份有限公司
策划编辑	深圳市金版文化发展股份有限公司
封面设计	深圳市金版文化发展股份有限公司
出　　版	黑龙江科学技术出版社
	地址：哈尔滨市南岗区公安街70-2号　邮编：150007
	电话：（0451）53642106　传真：（0451）53642143
	网址：www.lkcbs.cn
发　　行	全国新华书店
印　　刷	深圳市雅佳图印刷有限公司
开　　本	685 mm×920 mm　1/16
印　　张	13
字　　数	120千字
版　　次	2018年4月第1版
印　　次	2018年4月第1次印刷
书　　号	ISBN 978-7-5388-9520-9
定　　价	39.80元

前言 PREFACE

人们常说，防患于未然。对于疾病，与其发现了再去治疗，不如早做防备，不让疾病发生。这就是中医"治未病"的理念。正是由于人们有了这种认识，才产生了今天的预防医学。但在如何防病的方法上，却产生了不同的看法。有些人相信依赖保健品、药物等能强身健体，却忽视了药物的不良反应。刮痧——防病治病最有效、最简便、最经济的方法之一，是既古老又年轻的非药物保健方法。

刮痧一般是用光滑的硬物器具或刮痧板等工具，在人体皮肤的特定部位进行反复摩擦，通过一系列良性的物理刺激，造成皮肤表面瘀血点或瘀血斑，从而改善局部气血循环，起到祛除邪气、活血散瘀、舒筋理气、清热解毒、开窍益神等功效。

本书系统阐述了刮痧的基础知识，详解了多种病症的刮痧取穴及操作方法。采用的是读者易读、易学、易懂的图解形式。阅读时，读者可以一边读文字，一边对照旁边的图解。本书文字论述清晰，图片写实详尽，完整展现了刮痧的手法、技巧以及穴位的准确位置，为读者阅读理解，掌握刮痧疗法提供了诸多便利。

目录 · CONTENTS

第 **1** 章
经络刮痧入门——速成刮痧师

目录 CONTENTS

第 2 章
"刮"走日常病症，
"痧"出病自消

第3章
延年益寿，"刮"走中老年多发病

第4章
夫妻互刮痧，齐享健康感情佳

目录 CONTENTS

经络刮痧入门
——速成刮痧师

　　刮痧疗法是中国传统医学的重要组成部分，它以中医的脏腑经络学说为理论基础，博采针灸、按摩、拔罐等中国传统非药物疗法之长，在治疗上极具特色而又自成体系，堪称中国传统医学的瑰宝。刮痧疗法独有的祛瘀生新、排毒养生功效能让人们轻松享受养生健体的乐趣。所以，为家人刮痧，让家人拥有健康幸福的生活，这是每个人的心愿，也是本书编写的初衷。

刮痧的发展简史

刮痧疗法是临床常用的一种简易治疗方法，流传甚久。多用于治疗夏秋季时病，如中暑、外感、胃肠疾病。元、明时期，有较多的刮痧疗法记载，并称为"戛法"。及至清代，有关刮痧的描述更为详细。郭志邃《痧胀玉衡》曰："刮痧法，背脊颈骨上下，又胸前胁肋两背肩臂痧，用铜钱蘸香油刮之。"

"痧"是一个中医专属词汇，西医里是没有"痧"之说的。所谓"痧"，就是刮痧时在病人皮肤上出现的紫红颜色、类似细沙粒的点，人们根据出现的这些症状，得出痧证这个病症名。

痧证主要有两个特征：一是痧痕明显。刮痧后，皮肤很快会出现一条条痧痕和累累细痧（出血点），并且存留的时间较长；二是痧证多胀。所谓胀，就是痧证多出现头昏脑涨、胸部闷胀、全身酸胀等。除具有上述两项特征以外，还有许多疾病的症状是和痧证有关系的。中暑、急性肠炎、食物中毒，以及由于窒息引起的血液和组织严重缺氧等疾病，都可用刮痧疗法治疗。

刮痧的源头可追溯到几千年前。远古时候，当人们患病时，不经意地用手、石片在身上抚摸、捶击，有时竟然使病情得到缓解。时间一长，自然形成了砭石治病法，这也就是"刮痧"的雏形。刮痧在古代又称"刮治"，到清代名之为"刮痧"，一直沿用至今。

明代医学家张凤逵认为，毒邪由皮毛而入就会阻塞人体脉络，阻塞气血，使气血不畅；毒邪由口鼻吸入也会阻塞脉络，使脉络的气血不通。这时就可以运用刮痧疗法，用刮痧器具在经络穴位上进行刮拭，直到刮得皮下出血，通过发汗使毛孔张开，身体功能得到调整，从而达到治疗的目的。

简单地说，刮痧就是用手指或各种边缘光滑的工具，蘸上具有一定治疗作用的刮痧介质，在人体表面特定部位反复进行刮拭，使皮肤表面出现瘀血点、瘀血斑，这就是所谓的"出痧"。如果用刮痧器具刮拭经络穴位，就可以通过良性刺激，使营卫之气得到充分发挥，经络穴位处充血，局部微循环得到改善，从而达到祛邪扶正、舒筋活络、清热除湿、活血化瘀、消肿止痛、增强免疫的目的。

刮痧疗法的功效

刮痧是以中医脏腑经络学说为理论指导，集针灸、按摩、点穴、拔罐等非药物疗法之所长，用水牛角或其他材料做成刮痧板，配合一定的介质（如香蔓刮痧疏导油）进行操作的一种自然疗法，对人体有活血化瘀、调整阴阳、舒筋通络、排除毒素等作用。

预防保健作用

刮痧疗法的作用部位是体表皮肤，皮肤直接接触外界，且对外界气候环境的变化起适应与防卫作用。健康人常做刮痧（如取背俞穴、足三里穴等）可增强卫气。卫气强则护表能力强，外邪不易侵表。若外邪侵表，出现恶寒、发热、鼻塞、流涕等表证，及时刮痧（如取肺俞穴、中府穴等）可将表邪及时祛除，以免表邪侵入五脏六腑而使人得上大病。

治疗作用

刮痧疗法的治疗作用可表现在以下方面：

（1）活血化瘀。刮痧可调节肌肉的收缩和舒张，使组织间压力得到调节，以促进刮拭组织周围的血液循环，增加组织流量，从而起到活血化瘀、祛瘀生新的作用。

（2）调整阴阳。刮痧可以改善和调整脏腑功能，使脏腑阴阳得到平衡。如肠管蠕动亢进者，在腹部和背部等处使用刮痧手法可使肠管蠕动受到抑制而恢复正常；反之，肠管蠕动功能减退者，则可促进肠管蠕动，恢复正常。

（3）舒筋通络。刮痧可以放松紧张的肌肉，消除肌肉疼痛，有利于病灶修复。

（4）行气活血。气血通过经络系统的传输对人体起着濡养、温煦等作用。刮痧作用于肌表，可以使经络通畅、气血通达、瘀血化散，局部疼痛得以减轻或消失。

简便穴位定位法，教您轻松找到穴位

穴位是人体脏腑经络气血输注于体表的部位。取穴正确与否，直接影响刮痧的疗效。掌握正确的方法是准确取穴的基础。常用的刮痧取穴方法有手指度量法、骨度分寸法、体表标志法、简便定位法和感知找穴法 5 种。

手指度量法

利用患者本人的手指作为测量的尺度来量取穴位的方法称为手指度量法，又称为"手指同身寸"，是临床上最常用的取穴方法。

"同身寸"中的"寸"并没有具体数值。"同身寸"中的"1 寸"在不同的人身体上的长短是不同的：通常，较高的人的"1 寸"比较矮的人的"1 寸"长，这是由身体比例来决定的。所以，"同身寸"只适用于本人身上，而不能用自己的手指去测量别人身上的穴位，这样做是找不准穴位的。

拇指同身寸：是以拇指第一关节的横度为 1 寸；适用于四肢部取穴。

中指同身寸：是手指度量法中较常用的方法之一，中指弯屈时中节内侧两端横纹之间的距离为 1 寸；适用于四肢部和背部取穴。

横指同身寸：又称"一夫法"。食指、中指、无名指和小指并拢，以中指第二节纹线处四横指并紧后的共同横向长度为"一夫"，四指宽度为 3 寸；另外，食指、中指并拢，以中指第二节纹线处二横指并紧后的共同横向长度为 1.5 寸；适用于下肢、腹部和背部取穴。

骨度分寸法

该法始见于《灵枢·骨度》篇。它将人体的各个部位分别规定其折算长度，作为量取腧穴的标准。如前后发际间为12寸；两乳间为8寸；胸骨体下缘至脐中为8寸；耳后两乳突（完骨）之间为9寸；肩胛骨内缘至背正中线为3寸。

9寸

12寸

体表标志法

固定标志：常见判别穴位的标志有眉毛、乳头、指甲、趾甲、脚踝等。如：神阙位于腹部脐中央；膻中位于两乳头中间。

动作标志：需要做出相应的动作姿势才能显现的标志，如张口取耳屏前凹陷处即为听宫穴。

。膻中穴

简便定位法

简便定位法是临床中一种简便易行的腧穴定位方法。如立正姿势，手臂自然下垂，其中指端在下肢所触及处为风市；两手虎口自然平直交叉，一手指压在另一手腕后高骨的上方，其食指尽端到达处取列缺等。此法是一种辅助取穴方法。

感知找穴法

身体感到异常，用手指压一压，捏一捏，摸一摸，如果有痛痒感或有硬结等，或和周围皮肤有温度差（如发凉、发烫），或皮肤出现黑痣、斑点，那么这个地方就是所要找的穴位。

选择适合你的刮痧保健器具

对于经常刮痧的人来说，在选择工具上要选择适合自己的刮痧工具。刮痧工具一般分别是刮痧板和润滑剂，两者缺一不可。工具关系到刮痧保健的效果，在刮痧时，有人感觉疼痛，而有人觉得舒服，这与刮痧工具相关。

刮痧板

刮痧板是刮痧的主要器具，主要材质分为水牛角和玉石。水牛角及玉质刮痧板均有助于行气活血、疏通经络。

美容刮痧玉板。美容刮痧玉板四个边形状均不同，其边角的弯曲弧度是根据面部不同部位的曲线设计的。短弧边适合刮拭额头，长弧边适合刮拭面颊，两角部适合刮拭下颌、鼻梁部位及眼周穴位。

经络刮痧板。经络刮痧板为长方形，边缘光滑，四角钝圆。刮板的长边用于刮拭人体平坦部位的穴区和经络穴位；一侧短边为对称的两个半圆角，其两角除适用于人体凹陷部位刮拭外，还适合做脊椎部位及头部穴区的刮拭。

专业刮痧油和美容刮痧乳

刮痧油是刮痧疗养必不可少的润滑剂，但不适用于面部，面部刮痧最好用美容刮痧乳。刮痧油和美容刮痧乳含有药性平和的中药，对人体有益而无刺激及不良反应。

刮痧油。由具有清热解毒、活血化瘀、消炎镇痛作用的中药与渗透性强、润滑性好的植物油加工而成。刮痧时涂以刮痧油能减轻疼痛、加速病邪外排，还可保护皮肤。

美容刮痧乳。美容刮痧乳具有清热解毒、活血化瘀、消炎镇痛、滋润皮肤、养颜消斑、滋养皮肤的功效。

刮痧基本操作手法

刮痧法根据刮拭的角度、身体适用范围等有8种手法。刮痧要学会正确的持板方法，否则刮痧时容易疲惫且效果不佳。刮痧板的长边应横靠在掌心，拇指和其他四指分别握住刮痧板的两边，刮痧时用掌心的部位向下按压。

 面刮法
手持刮痧板，向刮拭的方向倾斜30°～60°，最普遍的是45°，依据部位的需要，将刮痧板的1/2长边或全部长边接触皮肤，自上而下或从内到外均匀地向同一方向做直线刮拭。

 角刮法
使用刮板的角部在穴位处自上而下进行刮拭，刮板面与皮肤呈45°角，适用于肩部、胸部等部位或穴位的刮痧。因为角刮法便于用力，所以要避免用力过猛而伤害皮肤。

 平刮法
手法与面刮法相似，只是刮痧板向刮拭的方向倾斜的角度小于15°，而且向下的渗透力也较大，刮拭速度缓慢。平刮法是诊断和刮拭疼痛区域的常用方法。

 推刮法
推刮法的操作手法与面刮法大致相同，刮痧板向刮拭方向倾斜的角度小于45°，压力大于平刮法，速度也比平刮法慢一些。

立刮法

刮痧板角部与刮拭部位呈90°角，刮痧板始终不离皮肤，并施以一定的压力，在约1寸长的皮肤上做短间隔前后或左右的摩擦刮拭。这种刮拭方法主要用于头部穴位。

点按法

将刮痧板角部与刮拭部位呈90°角，向下按压，由轻到重，逐渐加力，片刻后快速抬起，使肌肉复原，多次反复。这种手法适用于无骨骼的软组织处和骨骼缝隙、凹陷部位。

揉刮法

以刮痧板整个长边或一半长边接触皮肤，刮痧板与皮肤的夹角小于15°，均匀、缓慢、柔和地做弧形旋转刮拭。

按揉法

垂直按揉：将刮痧板的边沿以90°角按压在穴区上，刮痧板与所接触的皮肤始终不分开，做柔和的慢速按揉。垂直按揉法适用于骨缝部穴位以及第二掌骨桡侧的刮拭。

平面按揉：用刮痧板角部的平面以小于20°角按压在穴位上，做柔和迟缓的旋转，刮痧板角部与所接触的皮肤始终不分开，按揉压力应渗透到皮下组织。这种刮法常用于手足穴区、后颈、背腰部穴区中疼痛敏感点的刮拭。

掌握技巧和细节，提升刮痧效果

刮痧疗法中按压力和刮痧的角度决定刮痧治疗的效果，而速度的快慢和刮痧的时间决定刮痧的舒适感。所以，刮痧的时候要注意刮痧要领和技巧。以下介绍的刮痧要领和技巧在具体的刮痧治疗过程中非常实用。

刮拭角度

刮拭角度以有利于减轻被刮拭者的疼痛感和方便刮拭者刮拭为原则。当刮痧板与刮拭方向的角度大于45°时，会增加疼痛感，所以刮拭角度应小于45°。在疼痛敏感的部位，最好小于15°。

刮拭速度

刮拭速度应平稳、均匀，不要忽快忽慢。疼痛感与刮拭速度有关，速度越快，疼痛感越重；越慢，疼痛感越轻。

刮拭长度

一般以穴位为中心，刮拭总长度为8～15厘米，以大于穴区范围为原则。如果刮拭的经脉较长，可分段刮拭。

按压力

刮拭过程中要始终保持一定按压力，若只在皮肤表面摩擦，不但没有治疗效果，还会形成表皮水肿。但按压力也不是越大越好，要根据具体体质、病情和局部解剖结构区别对待（骨骼凸起部位、皮下脂肪少的部位、脏器所在处按压力应适当减轻）。用重力刮痧时，需逐渐加大按压力，使身体适应，以减轻疼痛。

刮痧不可大意——这些细节需注意

刮痧治病时，皮肤局部毛孔开泄，会出现不同形色的痧，病邪、病气随之外排，同时人体正气也会有少量消耗。所以，刮痧的时候要注意一些小的细节，从细节处保护好身体免受伤害。

避风和注意保暖很重要

刮痧时皮肤毛孔处于开放状态，如遇风寒之邪，邪气会直接进入体内，不但影响刮痧的疗效，还会引发新的疾病。所以刮痧半小时后才能到室外活动。

刮完痧后要喝一杯热水

刮痧使毛孔开放，邪气排出，会消耗部分体内津液，所以刮痧后应喝1杯热水，补充水分之余，还可促进新陈代谢。

不可一味追求出痧

刮痧时刮至毛孔清晰就能起到排毒的作用。有些部位是不能刮出痧的。此外，室温低也不易出痧，所以，刮拭的时候不要一味追求出痧，以免伤害到皮肤。

刮痧结束3小时内不要洗澡

刮痧后毛孔都是张开的，所以要等毛孔闭合后再洗澡，以避免风寒之邪侵入体内。

每次治疗一种病，一周左右进行下次治疗

刮痧的时候要一次只治疗一种病，并且刮拭时间不可太长，不可连续大面积刮拭，以免损伤体内正气。原则上一次刮痧只治疗一种疾病，下一次刮痧应在5～7天后再进行。

刮痧的适应证与禁忌证

刮痧对内科、外科、皮肤科、妇科、儿科、五官科、骨科等疾病都有效。现代刮痧对于疼痛性疾病、脏腑神经失调的病症具有显著的疗效，但对于危重病人和比较复杂的疾病，应该由医生决定采用药物和其他手段来治疗。

刮痧的适应证

（1）刮痧不但能强身健体、预防疾病，还能延缓衰老。

（2）刮痧可治疗疼痛性疾病。如头痛、牙痛、各种神经痛、腰痛、腿痛、颈痛、肩痛等病症。

（3）刮痧可治疗一些外感内伤病。如感冒发热、咳嗽气喘、肠胃病、食欲不振、糖尿病、乳腺增生、痛经、月经不调以及各种神经血管失调的病症。

刮痧的禁忌证

（1）严重心脑血管疾病患者急性期、肝肾功能不全者禁止刮拭。体内有恶性肿瘤的部位，应避开肿瘤部位在其周边刮拭。

（2）有出血倾向的病症、严重贫血患者禁止刮痧。

（3）女性在怀孕期间、月经期间禁止刮拭腰骶部。

（4）韧带、肌腱急性扭伤及外科手术瘢痕处，均应在 3 个月之后方可进行刮痧疗法。

（5）感染性皮肤病患者、糖尿病患者皮肤破溃处、严重下肢静脉曲张局部禁止刮拭。

教您正确认识痧证现象

刮痧治疗半小时左右，皮肤表面的痧会逐渐融合成片，深层的包块样痧逐渐消失，并逐渐由深部向体表扩散，而深部结节状痧消退比较缓慢，不论是哪一种痧，在刮拭 12 小时之后，皮肤的颜色均成青紫色或青黑色。

刮痧后，皮肤毛孔微张，局部皮肤有热感，少数人自觉有寒凉之气排出，有的部位会出现颜色不同的痧象，有时候会在皮肤下深层部位触及大小不一的包块状痧，这些都是属于刮痧后的正常痧象，这些痧象都表明受术者身体出现了不健康的信号。

刮出的痧一般 5 ~ 7 日即可消退。痧消退的时间与出痧的部位、痧的颜色和深浅（即疾病的病位、病性）有密切关系，胸背部、上肢、皮肤表面、颜色比较浅的痧消退较快，下肢、腹部、颜色深以及皮肤深部的痧消退比较缓慢。阴经所出的痧所出的痧一般较阳经消失缓慢，一般会延迟 2 周左右。

痧象的出现是一种正常的生理反应。一般有下面几种情况：

（1）刮拭后，未出现明显的痧象或只有少量红点，这表明受术者无病。

（2）痧象鲜红呈玫瑰色、大面积，表明受术者体内血热或体内蕴热。

（3）痧象鲜红并伴有痛痒，表明受术者体内有风热。

（4）痧象色暗或发紫，表明受术者体内气血瘀滞。

（5）痧象发黑或呈黑紫色，天气寒冷时肌肤疼痛，表明体内多血瘀或风寒。

（6）痧象在皮肤上出现不久，有少量液体分泌，表明受术者体内有湿热。

（7）在刮痧过程中，痧象由深转淡、由暗转红，斑块由片变点，表明病情转轻。

"刮"走日常病症，"痧"出病自消

第 2 章

人食五谷，没有不生病的，小病小痛，视而不见，久而久之，必成大疾，勿因病小而不治。随着中医刮痧实践的不断累积，人们现在已经逐渐摸索出针对常见疾病的、有效而安全的刮痧手法，悉心掌握这些手法，对现代人防病治病极为有益。本章介绍了生活常见病症的临床症状及其取穴、刮痧方法。拿起刮痧板，动动手，做自己及家人的健康卫士。

感冒

常见病症

刮痧方法

疾病概述：感冒，中医称『伤风』，是一种由多种病毒引起的呼吸道常见病症。一般分为风寒感冒和风热感冒。风寒感冒起病急，发热轻，恶寒重，头痛，无汗，流清涕；风热感冒发热重，恶寒轻，流黄涕等。

基础取穴：风池、大椎、肺俞、中府、合谷。

随症配穴：风寒感冒者加刮风门；风热感冒者加刮曲池；头项强痛者加刮列缺。

风池　平肝熄风、通利关窍

定位
位于项部，当枕骨之下，胸锁乳突肌与斜方肌上端之间的凹陷处。

刮痧次数
30次

刮痧方法
用角刮法由上向下刮拭风池穴，由轻到重，反复刮至出痧为止。

大椎　清热解表

定位
位于后正中线上，第七颈椎棘突下凹陷中。

刮痧次数
30次

刮痧方法
用角刮法由上向下刮拭大椎穴，由轻到重，反复刮至出痧为止。

肺俞　止咳平喘

刮痧次数
30次

定位 | 位于背部，当第三胸椎棘突下，旁开1.5寸。

刮痧方法 | 用刮痧板的面侧由上向下刮拭，反复刮至皮肤出现痧痕为止。

中府　清泻肺热、止咳平喘

刮痧次数
30次

定位 | 位于云门下1寸，平第一肋间隙，距前正中线6寸。

刮痧方法 | 用刮痧板的面侧从外向内反复刮拭，直至皮肤出现痧痕为止。

合谷　镇静止痛、通经活络

刮痧次数
30次

定位 | 位于手背，第一、二掌骨间，当第二掌骨桡侧的中点处。

刮痧方法 | 用刮痧板的角部从上往下反复刮拭，直至皮肤出现痧痕为止。

发热

常见病症

刮痧方法

疾病概述：发热是指体温高出正常标准，判定是否发热，最好是和自己平时同样条件下的体温相比较，如不知自己原来的体温，则腋窝体温检测十分钟超过37.2℃可定为发热。中医认为发热分外感发热和内伤发热。

基础取穴：大杼、外关、复溜、曲池、大椎。

随症配穴：咳嗽、咳痰者加刮肺俞；头痛者加刮印堂；声音嘶哑者加刮人迎。

大杼　清热祛痛

刮痧时间 1～3分钟

定位

位于背部，当第一胸椎棘突下，旁开1.5寸。

刮痧方法

用面刮法自上而下刮拭大杼穴，刮至皮肤出痧为止。

外关　清热解表、祛火通络

刮痧时间 1～3分钟

定位

位于前臂背侧，当阳池与肘尖的连线上，腕背横纹上2寸处，尺骨与桡骨之间。

刮痧方法

以刮痧板角部着力于外关穴，施以旋转回环的连续刮拭动作。

复溜 补肾、益阴、利水

刮痧次数
30次

定位 | 位于小腿内侧，太溪直上2寸，跟腱的前方。

刮痧方法 | 用面刮法刮拭复溜穴，力度适中，以出痧为度。

曲池 清热和营、降逆活络

刮痧时间
3～5分钟

定位 | 位于肘横纹外侧端，屈肘，当尺泽与肱骨外上髁连线中点。

刮痧方法 | 用面刮法从上向下刮拭曲池穴，力度适中，以出痧为度。

大椎 清热解表

刮痧次数
30次

定位 | 位于后正中线上，第七颈椎棘突下凹陷中。

刮痧方法 | 用角刮法由上向下刮拭大椎穴，由轻到重，反复刮至出痧为止。

咳嗽

常见病症

刮痧方法

疾病概述：咳嗽是呼吸系统疾病的主要症状，中医认为咳嗽是因外感六淫影响于肺所致的有声有痰之症。咳嗽的原因有上呼吸道感染、支气管炎、喉炎等。咳嗽主要表现为喉痒欲咳、痰多，色稀白或痰色黄稠等。

基础取穴：风府、大椎、肺俞、至阳、合谷。

随症配穴：咽喉肿痛者加刮少商；发热恶寒者加刮外关；声音嘶哑者加刮人迎。

风府　散风熄风、通关开窍

刮痧次数 30次

定位

位于项部，当后发际正中直上1寸，两侧斜方肌之间凹陷中。

刮痧方法

用角刮法由上向下刮拭风府穴，由轻到重，反复刮至出痧为止。

大椎　清热解表

刮痧次数 30次

定位

位于后正中线上，第七颈椎棘突下凹陷中。

刮痧方法

用角刮法由上向下刮拭大椎穴，由轻到重，反复刮至出痧为止。

肺俞 止咳平喘

刮痧次数
30次

定位 | 位于背部，当第三胸椎棘突下，旁开1.5寸。

刮痧方法 | 用面刮法由上向下刮拭，由轻到重，反复刮至出痧为止。

至阳 宽胸、利胆、退黄

刮痧次数
30次

定位 | 位于背部，当后正中线上，第七胸椎棘突下凹陷中。

刮痧方法 | 用面刮法由上向下刮拭，由轻到重，反复刮至出痧为止。

合谷 镇静止痛、通经活络

刮痧次数
30次

定位 | 位于手背，第一、二掌骨间，当第二掌骨桡侧的中点处。

刮痧方法 | 用刮痧板角部从上往下反复刮拭合谷穴，直至皮肤出痧为止。

慢性咽炎

疾病概述： 慢性咽炎是较常见的口腔疾病。多见于成年人，病程长，容易复发。临床表现多种多样，如咽部不适感、异物感、痒感、灼热感、干燥感或刺激感，还可有微痛感。主要由其分泌物及肥大的淋巴滤泡刺激所致。

基础取穴： 人迎、天突、肺俞、膻中、身柱。

随症配穴： 恶心、干呕者加刮合谷；咽喉肿痛者加刮少商；口苦者加刮肝俞。

人迎　利咽散结、理气平喘

刮痧时间
1～3分钟

定位
位于颈部，结喉旁，当胸锁乳突肌的前缘，颈总动脉搏动处。

刮痧方法
用面刮法自上往下刮拭人迎穴，以潮红出痧为度。

天突　理气平喘

刮痧时间
1～3分钟

定位
位于颈部，当前正中线上，胸骨上窝中央。

刮痧方法
用角刮法刮拭天突穴，力度适中，以潮红为度。

肺俞　缓急止痛、止咳平喘

刮痧时间
1～3分钟

定位 | 位于背部，第三胸椎棘突下，旁开1.5寸。

刮痧方法 | 用面刮法由上向下刮拭，由轻到重，反复刮至出痧为止。

膻中　理气止痛、生津增液

刮痧时间
1～3分钟

定位 | 位于胸部，当前正中线上，平第四肋间，两乳头连线的中点。

刮痧方法 | 用角刮法刮拭膻中穴，力度轻柔，可不出痧。

身柱　宣肺清热、宁神镇咳

刮痧时间
1～3分钟

定位 | 位于背部，当后正中线上，第三胸椎棘突下凹陷中。

刮痧方法 | 用刮痧板厚边棱角为着力点，由上至下刮拭，以出痧为度。

支气管炎

常见病症

刮痧方法

疾病概述： 支气管炎是指气管、支气管黏膜及其周围组织的慢性非特异性炎症，临床上以长期咳嗽、咳痰、喘息以及反复呼吸道感染为特征。部分患者起病之前先有急性上呼吸道感染，如急性咽喉炎、感冒等。

基础取穴： 定喘、太渊、尺泽、大椎、肺俞。

随症配穴： 痰多者加刮丰隆；胸闷气急者加刮膻中；咽喉肿痛者加刮少商。

定喘　止咳平喘

定位
位于背部，当第七颈椎棘突下，旁开0.5寸。

刮痧次数
30次

刮痧方法
用面刮法自上而下刮拭定喘穴，接触面应尽可能拉大、拉长。

太渊　止咳化痰、通调血脉

定位
位于手腕掌侧横纹桡侧，当桡动脉搏动处。

刮痧次数
30次

刮痧方法
用刮痧板角部着力于太渊穴，施以旋转回环的连续刮拭动作。

尺泽　清肺热、平咳喘

刮痧次数
30次

定位 位于肘横纹中，当肱二头肌桡侧凹陷处。

刮痧方法 用角刮法刮拭尺泽穴，由轻到重，刮至皮肤出现痧痕为度。

大椎　清热解表

刮痧次数
30次

定位 位于后正中线上，第七颈椎棘突下凹陷中。

刮痧方法 用角刮法由上向下刮拭，由轻到重，反复刮至出痧为止。

肺俞　止咳平喘

刮痧次数
30次

定位 位于背部，当第三胸椎棘突下，后正中线旁开1.5寸。

刮痧方法 用面刮法由上向下刮拭，由轻到重，反复刮至出痧为止。

肺炎

常见病症

刮痧方法

疾病概述： 肺炎是指呼吸道、肺泡和肺间质等组织病变所发生的炎症。临床主要表现为寒战、高热、咳嗽，有少量或大量的痰；部分患者可伴胸痛或呼吸困难。本病起病急，自然病程是七至十天。

基础取穴： 天突、大椎、身柱、中府、肺俞。

随症配穴： 咳痰多者加刮丰隆；胸闷气急者加刮膻中；身热心烦者加刮心俞。

天突　理气平喘

定位

位于颈部，当前正中线上，胸骨上窝中央。

刮痧时间 1～3分钟

刮痧方法

用角刮法由上向下刮拭天突穴，由轻到重，以皮肤出现红晕为度。

大椎　清热解表

定位

位于后正中线上，第七颈椎棘突下凹陷中。

刮痧时间 1～3分钟

刮痧方法

用刮痧板厚边棱角为着力点，由上至下刮拭大椎穴，以出痧为度。

身柱　宣肺清热、宁神镇咳

刮痧时间
1～3分钟

定位 ｜ 位于背部，当后正中线上，第三胸椎棘突下凹陷中。

刮痧方法 ｜ 以刮痧板厚边为着力点，由上至下刮拭，以出痧为度。

中府　清泻肺热、止咳平喘

刮痧时间
1～3分钟

定位 ｜ 位于胸前壁的外上方，平第一肋间隙，距前正中线6寸。

刮痧方法 ｜ 用角刮法由上向下刮拭，以皮肤表面出现潮红为度。

肺俞　止咳平喘

刮痧时间
1～3分钟

定位 ｜ 位于背部，当第三胸椎棘突下，旁开1.5寸。

刮痧方法 ｜ 用面刮法由上向下刮拭，由轻到重，以出现痧点为度。

哮喘

常见病症

刮痧方法

疾病概述：哮喘是一种常见的呼吸道慢性炎症性疾病。常常表现为喘息、气促、咳嗽、胸闷等症状突然发生，或原有症状急剧加重，常有呼吸困难症状，以呼气量降低为其发病特征。

基础取穴：定喘、膻中、足三里、孔最、天突。

随症配穴：热喘者加刮大椎；痰多者加刮丰隆；气短、呼多吸少者加刮志室。

定喘　止咳平喘

定位

位于背部，当第七颈椎棘突下，旁开0.5寸。

刮痧次数
30次

刮痧方法

用面刮法由上向下刮拭定喘穴，由轻到重，以皮肤出现红晕为度。

膻中　理气止痛、生津增液

定位

位于胸部，当前正中线上，平第四肋间，两乳头连线的中点。

刮痧次数
30次

刮痧方法

用角刮法刮拭膻中穴，力度轻柔，可不出痧。

足三里 扶正培元

刮痧次数
30次

定位 位于小腿前外侧，当犊鼻下3寸，距胫骨前缘一横指（中指）。

刮痧方法 用面刮法由上向下刮拭，由轻到重，反复刮至出痧为止。

孔最 清热止血、润肺理气

刮痧次数
30次

定位 位于前臂掌面桡侧，当尺泽与太渊连线上，腕横纹上7寸。

刮痧方法 用角刮法刮拭孔最穴，出痧止。

天突 理气平喘

刮痧次数
30次

定位 位于颈部，当前正中线上，胸骨上窝中央。

刮痧方法 用角刮法由上向下刮拭，以皮肤表面出现潮红为度。

胸闷

常见病症

刮痧方法

疾病概述： 胸闷，是一种自觉胸部闷胀及呼吸不畅的感觉。严重者为心肺二脏的疾患引起，可由冠心病、心肌供血不足或慢性支气管炎、肺气肿、肺源性心脏病等导致。

基础取穴： 俞府、大包、天池、中府、肺俞。

随症配穴： 痰多者加刮丰隆；气喘、气急者加刮膻中；咽喉肿痛者加刮少商。

俞府　止咳平喘

刮痧次数
30次

定位
位于胸部，当锁骨下缘，前正中线旁开2寸。

刮痧方法
用面刮法刮拭俞府穴，以皮肤出现红晕为度。

大包　止痛安神

刮痧次数
30次

定位
位于侧胸部，腋中线上，当第六肋间隙处。

刮痧方法
用角刮法刮拭大包穴，以刮拭部位潮红出痧为度。

天池 活血化瘀、宽胸理气

刮痧次数
30次

定位 | 位于胸部，当第四肋间隙，乳头外1寸，前正中线旁开5寸。

刮痧方法 | 用角刮法刮拭天池穴，避开乳头，以皮肤潮红出痧为度。

中府 清泻肺热、止咳平喘

刮痧次数
30次

定位 | 位于胸前壁的外上方，平第一肋间隙，距前正中线6寸。

刮痧方法 | 用面刮法由上向下刮拭，以皮肤表面出现潮红为度。

肺俞 止咳平喘

刮痧次数
30次

定位 | 位于背部，当第三胸椎棘突下，旁开1.5寸。

刮痧方法 | 用面刮法由上向下刮拭，由轻到重，以出现痧点为度。

头痛

常见病症 刮痧方法

疾病概述： 头痛是临床常见的症状。痛感有轻有重，疼痛时间有长有短，形式也多种多样。常见有胀痛、闷痛、撕裂样痛、针刺样痛，部分伴有血管搏动感及头部紧箍感，以及发热、恶心、呕吐、头晕、肢体困重等症状。

基础取穴： 百会、头维、印堂、列缺、太阳。

随症配穴： 目赤肿痛者加刮合谷；耳鸣者加刮听宫；肘臂麻木者加刮手三里。

百会　熄风醒脑、升阳固脱

定位

位于头部，当前发际正中直上5寸，或两耳尖连线的中点处。

刮痧次数 30次

刮痧方法

用刮痧板角部自百会穴向四周呈放射性刮拭，力度以能承受为度。

头维　镇惊安神、通络止痛

定位

位于头侧部，当额角发际上0.5寸，头正中线旁4.5寸。

刮痧次数 30次

刮痧方法

用面刮法自上而下刮拭头维穴，以皮肤出现红晕为度。

印堂　安神定惊

刮痧次数
30次

定位 | 位于额部，当两眉头连线中间。

刮痧方法 | 用角刮法刮拭印堂穴，力度适中，可不出痧。

列缺　通经活络

刮痧次数
30次

定位 | 位于前臂桡侧缘，当肱桡肌与拇长展肌腱之间。

刮痧方法 | 用角刮法刮拭列缺穴，力度微重，速度适中，以出痧为度。

太阳　清头明目、通络止痛

刮痧次数
30次

定位 | 位于颞部，当眉梢与目外眦之间，向后约一横指的凹陷处。

刮痧方法 | 用刮痧板一角刮拭太阳穴，以潮红发热为度。

偏头痛

疾病概述： 偏头痛是临床最常见的原发性头痛，是一种常见的慢性神经血管性疾患。临床以发作性中重度搏动样头痛为主要表现，头痛多为偏侧。病多起于儿童和青春期，中青年期达发病高峰，常有遗传背景。

基础取穴： 百会、太阳、风池、头维、翳风

随症配穴：目赤肿痛、鼻出血者加刮合谷；**口苦者**加刮肝俞；**夜寐不宁者**加刮心俞。

百会　熄风醒脑、升阳固脱

定位

位于头部，当前发际正中直上5寸，或两耳尖连线的中点处。

刮痧次数
30次

刮痧方法

用刮痧板角部从百会穴向四周呈放射性刮拭，力度以能承受为度。

太阳　清头明目、通络止痛

定位

位于颞部，当眉梢与目外眦之间，向后约一横指的凹陷位置。

刮痧次数
30次

刮痧方法

用角刮法刮拭太阳穴，力度适中，以皮肤发热为度。

风池　平肝熄风、通利官窍

刮痧次数
30次

定位 | 位于枕骨之下，胸锁乳突肌与斜方肌上端之间的凹陷处。

刮痧方法 | 用角刮法刮拭风池穴，反复刮拭，以出痧为度。

头维　镇惊安神、通络止痛

刮痧次数
30次

定位 | 位于头侧部，当额角发际上0.5寸，头正中线旁4.5寸。

刮痧方法 | 用面刮法自上而下刮拭头维穴，以皮肤发热为度。

翳风　祛风通络、散内泄热

刮痧次数
30次

定位 | 位于耳垂后方，当乳突与下颌角之间的凹陷处。

刮痧方法 | 用角刮法刮拭翳风穴，力度适中，稍出痧即可。

三叉神经痛

常见病症

刮痧方法

疾病概述： 三叉神经痛是最常见的脑神经疾病，多发生于中老年人，右侧面部多于左侧。主要特点是发病骤发、骤停，剧烈性疼痛呈刀割样、烧灼样，难以忍受。说话、洗脸、刷牙、甚至走路时都会导致阵发性剧烈疼痛。

基础取穴： 阳白、四白、承浆、列缺、侠溪。

随症配穴： 目赤肿痛者加刮风池；心烦不寐者加刮心俞；头颈痛者加刮合谷。

阳白　祛风泄热、活血通络

定位

位于前额部，当瞳孔直上，眉头上1寸处。

刮痧次数 30次

刮痧方法

以刮痧板角部为着力点，轻刮阳白穴，不宜出痧。

四白　祛风明目、通经活络

定位

位于面部，当瞳孔直下，眼眶下孔凹陷处。

刮痧次数 30次

刮痧方法

以刮痧板厚棱角面侧为着力点，从上至下刮拭四白穴。

承浆 生津敛液、舒筋活络

定位 | 位于面部，处于颏唇沟的正中凹陷处。

刮痧次数
30次

刮痧方法 | 以刮痧板厚棱角面侧为着力点，从上至下刮拭承浆穴。

列缺 通经活络

定位 | 位于腕横纹上1.5寸，当肱桡肌与拇长展肌腱之间。

刮痧次数
30次

刮痧方法 | 让刮痧板与表面皮肤成45°角，轻刮列缺穴，力度适中。

侠溪 平肝熄风、消肿止痛

定位 | 位于足背外侧，当第四、五趾间，趾蹼缘后方赤白肉际处。

刮痧次数
30次

刮痧方法 | 以刮痧板角部为着力点，轻刮侠溪穴，以皮肤出现潮红为度。

面神经麻痹

常见病症

刮痧方法

疾病概述：面神经麻痹也叫面瘫。临床主要表现为患侧面部肌肉瘫痪，眼裂增大，眼睑不能闭合，易流泪，鼻唇沟变平坦，流涎，不能皱额蹙眉，额纹消失，鼓腮漏气，示齿困难，部分患者耳或乳突部有疼痛感。

基础取穴：颊车、翳风、太冲、风池、合谷。

随症配穴：心烦不寐者加刮心俞；口苦、目赤者加刮肝俞；头项强痛者加刮列缺。

颊车　祛风清热、开关通络

刮痧时间 2～3分钟

定位
位于面颊部，距离下颌角的前上方约一横指，当咀嚼时咬肌隆起，按之凹陷处。

刮痧方法
用角刮法刮拭，力度轻柔，以皮肤出现潮红为度。

翳风　聪耳通窍、祛风通络

刮痧次数 30次

定位
位于耳垂后方，当乳突与下颌角之间的凹陷处。

刮痧方法
用角刮法刮拭翳风穴，力度适中，稍出痧即可。

太冲 疏肝养血

刮痧次数
30次

定位 | 位于足背侧，当第一跖骨间隙的后方凹陷处。

刮痧方法 | 用角刮法刮拭太冲穴，力度重，以出痧为度。

风池 平肝熄风、通利官窍

刮痧次数
30次

定位 | 位于枕骨之下，胸锁乳突肌与斜方肌上端之间的凹陷处。

刮痧方法 | 用角刮法刮拭风池穴，病情重者力度稍重，病情轻者力度宜轻。

合谷 镇静止痛、通经活络

刮痧次数
30次

定位 | 位于手背，第一、二掌骨间，当第二掌骨桡侧的中点处。

刮痧方法 | 用角刮法刮拭，力度适中，至出现红色或紫色点状痧痕为止。

呕吐

常见病症

刮痧方法

疾病概述：呕吐是临床常见症状。可分为三个阶段，即恶心、干呕和呕吐，恶心常为呕吐的前驱症状，表现为上腹部特殊不适感，常伴有头晕、流涎。呕吐常有诱因，如饮食不节、情志不遂等。

基础取穴：中脘、气海、足三里、内关、胃俞。

随症配穴：热吐者加刮合谷；寒吐者加刮上脘，痰多者加刮丰隆。

中脘 和胃健脾、降逆利水

定位
位于上腹部，前正中线上，当脐中上4寸。

刮痧次数 30次

刮痧方法
用面刮法刮拭中脘穴，力度不宜太重，以出痧为度。

气海 益气助阳

定位
位于下腹部，前正中线上，当脐中下1.5寸。

刮痧次数 30次

刮痧方法
用面刮法刮拭气海穴，力度由轻到慢加重，以潮红发热为度。

足三里 燥化脾湿

刮痧次数
30次

定位 位于小腿前外侧，当犊鼻下3寸，距胫骨前缘一横指处。

刮痧方法 用面刮法刮拭足三里穴，力度略重，以出痧为度。

内关 宁心安神、理气止痛

刮痧次数
30次

定位 位于曲泽与大陵的连线上，腕横纹上2寸。

刮痧方法 用角刮法从上往下刮拭内关穴，力度适中，可不出痧。

胃俞 健脾和胃、宽中降逆

刮痧次数
30次

定位 位于背部，当第十二胸椎棘突下，旁开1.5寸。

刮痧方法 用刮痧板侧边从上往下刮拭胃俞穴，以皮肤潮红发热为度。

胃痛

常见
病症

刮痧
方法

疾病概述：

胃炎、胃及十二指肠溃疡病等疾病。胃痛是指上腹胃脘部。胃痛是人体内重要的消化器官之一。胃痛是指上腹胃脘部近心窝处发生的疼痛，是临床上一种很常见的病症。实际上引起胃痛的疾病原因有很多，常见于急慢性

基础取穴：

刮大巨。突；呕吐者加刮合谷；腹泻者加随症配穴：呃逆不止者加刮天内关、胃俞。基础取穴：中脘、天枢、足三里、

中脘　和胃健脾、降逆利水

刮痧次数
30次

定位

位于上腹部，前正中线上，当脐中上4寸。

刮痧方法

用角刮法刮拭中脘穴，力度不宜太重，以出痧为度。

天枢　调中和胃、理气健脾

刮痧次数
30次

定位

此穴位于脐中旁开2寸。

刮痧方法

用刮痧板刮拭两侧天枢穴，以皮肤出痧为度。

足三里 生发胃气

刮痧次数
30次

定位 | 位于小腿前外侧，犊鼻下3寸，距胫骨前缘一横指（中指）。

刮痧方法 | 用面刮法刮拭足三里穴，力度略重，以出痧为度。

内关 宁心安神、理气止痛

刮痧次数
30次

定位 | 位于前臂掌侧，腕横纹上2寸，掌长肌腱与桡侧腕屈肌腱之间。

刮痧方法 | 用角刮法从上往下刮拭内关穴，力度适中，可不出痧。

胃俞 健脾和胃、宽中降逆

刮痧次数
30次

定位 | 位于背部，当第十二胸椎棘突下，旁开1.5寸。

刮痧方法 | 用刮痧板侧边从上往下刮拭胃俞穴，以皮肤潮红发热为度。

胃痉挛

常见
病症

刮痧
方法

疾病概述： 胃痉挛就是胃部肌肉抽搐，主要表现为上腹痛、呕吐等。出现胃痉挛时，主要是对症治疗，解痉止痛、止呕。胃痉挛与体质和饮食等因素有关，应注意调整饮食结构，多锻炼，提高机体的抵抗力。

基础取穴： 梁门、不容、足三里、中脘、内关。

随症配穴： 呃逆不止者加刮天突；恶寒发热者加刮膈俞；腹中冷痛者加刮关元。

梁门　调肠和胃、消积化滞

刮痧次数
30次

定位
位于上腹部，当脐中上4寸，距前正中线2寸。

刮痧方法
用角刮法由上至下刮拭梁门穴，以皮下形成紫色痧斑、痧痕为度。

不容　和胃止呕

刮痧次数
30次

定位
位于上腹部，当脐中上6寸，距前正中线2寸。

刮痧方法
用角刮法由上至下轻刮不容穴，可不出痧。

足三里　生发胃气

刮痧次数 30次

定位 | 位于小腿前外侧，犊鼻下3寸，距胫骨前缘一横指（中指）。

刮痧方法 | 用刮痧板厚边棱角刮拭，以皮下出紫红或紫黑色痧痕为度。

中脘　和胃健脾、降逆利水

刮痧次数 30次

定位 | 位于上腹部，前正中线上，当脐中上4寸。

刮痧方法 | 用角刮法刮拭中脘穴，力度不宜太重，以出痧为度。

内关　宁心安神、理气止痛

刮痧次数 30次

定位 | 位于前臂掌侧，腕横纹上2寸，掌长肌腱与桡侧腕屈肌腱之间。

刮痧方法 | 用面刮法从上往下刮拭内关穴，力度适中，可不出痧。

打嗝

疾病概述： 打嗝，中医称之为呃逆，指气从胃中上逆，喉间频频作声，声音急而短促，是生理上常见的一种现象，由膈痉挛收缩引起。中医辨证时可分为胃中寒冷、胃气上逆、气逆痰阻、脾胃阳虚等证型。

基础取穴： 天突、内关、膈俞、脾俞、胃俞。

随症配穴： 反酸者加刮合谷；胸胁胀满者加刮膻中；完谷不化者加刮足三里。

天突　理气降逆

刮痧次数
30次

定位

位于颈部，当前正中线上，胸骨上窝中央。

刮痧方法

以刮痧板角部着力于天突穴，施以旋转回环的连续刮拭动作。

内关　宁心安神、理气止痛

刮痧次数
30次

定位

位于前臂掌侧，当曲泽与大陵的连线上，腕横纹上2寸，掌长肌腱与桡侧腕屈肌腱之间。

刮痧方法

用角刮法由上至下重刮内关穴，以出痧为度。

膈俞　散热降逆

刮痧次数
30次

定位 | 位于背部，当第七胸椎棘突下，旁开1.5寸。

刮痧方法 | 以刮痧板侧边为着力点，从上至下重刮膈俞穴。

脾俞　健脾和胃

刮痧次数
30次

定位 | 位于背部，第十一胸椎棘突下，旁开1.5寸。

刮痧方法 | 用面刮法刮拭脾俞穴，至皮肤发红出痧为止。

胃俞　健脾和胃、宽中降逆

刮痧次数
30次

定位 | 位于背部，当第十二胸椎棘突下，旁开1.5寸。

刮痧方法 | 用角刮法从上往下刮拭胃俞穴，以皮肤潮红发热为度。

消化不良

疾病概述： 消化不良是由胃动力障碍所引起的疾病，包括胃轻瘫综合征和胃食管反流等病症。其主要表现为上腹痛、早饱、腹胀、嗳气等。长期的消化不良易导致肠内平衡紊乱，出现腹泻、便秘、腹痛等症状。

基础取穴： 中脘、足三里、天枢、脾俞、胃俞。

随症配穴： 呃逆、嗳气者加刮膻中；恶心、呕吐者加刮合谷；腹泻者加刮大巨。

中脘 — 和胃健脾、降逆利水

刮痧时间
1～3分钟

定位

位于上腹部，前正中线上，当脐中上4寸。

刮痧方法

用刮痧板侧边刮拭中脘穴，可不出痧，以皮肤表面出现潮红为度。

足三里 — 健脾和胃

刮痧时间
1～3分钟

定位

位于小腿前外侧，当犊鼻下3寸，距胫骨前缘一横指（中指）。

刮痧方法

用面刮法从上往下刮拭，力度略重，可不出痧。

天枢 调中和胃、理气健脾

刮痧时间
1～3分钟

定位 | 位于腹中部，距脐中2寸。

刮痧方法 | 用面刮法刮拭天枢穴，力度略轻，以出痧为度。

脾俞 健脾和胃

刮痧时间
1～3分钟

定位 | 位于背部，当第十一胸椎棘突下，旁开1.5寸。

刮痧方法 | 用刮痧板侧边从上往下刮拭脾俞穴，以皮肤潮红发热为度。

胃俞 健脾和胃、宽中降逆

刮痧时间
1～3分钟

定位 | 位于背部，当第十二胸椎棘突下，旁开1.5寸。

刮痧方法 | 用刮痧板侧边从上往下刮拭胃俞穴，以皮肤潮红发热为度。

腹胀

常见病症

刮痧方法

疾病概述：腹胀是一种常见的消化系统症状，引起腹胀的原因有胃肠胀气、腹腔肿瘤等。当消化吸收功能不良时，胃肠内气体存留过多，而肠管内的气体又不能从肛门排出体外时，则可导致腹胀。

基础取穴：肝俞、脾俞、胃俞、足三里、三阴交。

随症配穴：恶心、呕吐者加刮合谷；便秘者加刮气海；腹泻者加刮大巨。

肝俞 疏肝利胆、降火止痉

刮痧时间 1～3分钟

定位
位于背部，当第九胸椎棘突下，旁开1.5寸。

刮痧方法
用刮痧板侧边从上往下刮拭，以皮肤潮红发热为度。

脾俞 健脾和胃

刮痧时间 1～3分钟

定位
位于背部，当第十一胸椎棘突下，旁开1.5寸。

刮痧方法
用刮痧板的侧边从上往下刮拭脾俞穴，以皮肤潮红发热为度。

胃俞 健脾和胃、宽中降逆

刮痧时间
1～3分钟

定位 | 位于背部，当第十二胸椎棘突下，旁开1.5寸。

刮痧方法 | 用刮痧板侧边从上往下刮拭胃俞穴，以皮肤潮红发热为度。

足三里 健脾和胃

刮痧时间
1～3分钟

定位 | 位于小腿前外侧，犊鼻下3寸，距胫骨前缘一横指（中指）。

刮痧方法 | 用面刮法从上往下刮拭足三里穴，力度略重，可不出痧。

三阴交 健脾胃、益肝肾

刮痧时间
1～3分钟

定位 | 位于小腿内侧，当足内踝尖上3寸，胫骨内侧缘后方。

刮痧方法 | 用刮痧板侧边棱角刮拭三阴交穴，至皮肤潮红发热即可。

腹泻

常见病症

刮痧方法

疾病概述： 腹泻是肠管疾病最常见的一种症状，表现为排便次数明显增多，粪质稀薄，每日排便总量超过200克。一般正常人群每天只需排便1次，且大便成形，颜色呈黄褐色。

基础取穴：天枢、足三里、合谷、脾俞、胃俞。

随症配穴：腹中冷痛者加刮关元；恶心、呕吐者加刮内关；五更泄泻者加刮命门。

天枢 调中和胃、理气健脾

刮痧时间 1～3分钟

定位

此穴位于脐中旁开2寸。

刮痧方法

用刮痧板从上往下刮拭两侧天枢穴，以皮肤出痧为度。

足三里 健脾和胃

刮痧时间 1～3分钟

定位

位于小腿前外侧，当犊鼻下3寸，距胫骨前缘一横指（中指）。

刮痧方法

用刮痧板角部从上往下刮拭足三里穴，力度略重，可不出痧。

合谷 镇静止痛、通经活络

刮痧时间
1～3分钟

定位 | 位于手背，第一、第二掌骨间，当第二掌骨桡侧的中点处。

刮痧方法 | 用刮痧板一角反复刮拭合谷穴，力度适中，可不出痧。

脾俞 健脾和胃

刮痧时间
1～3分钟

定位 | 位于背部，当第十一胸椎棘突下，旁开1.5寸。

刮痧方法 | 用刮痧板侧边从上往下刮拭脾俞穴，以皮肤潮红发热为度。

胃俞 健脾和胃、宽中降逆

刮痧时间
1～3分钟

定位 | 位于背部，当第十二胸椎棘突下，旁开1.5寸。

刮痧方法 | 用刮痧板侧边从上往下刮拭胃俞穴，以皮肤潮红发热为度。

便秘

疾病概述： 便秘是临床常见症状，主要表现为排便次数减少、粪便量减少、排便费力等。引起功能性便秘的原因有：如饮水过少或进食含纤维素的食物过少；生活压力过大，精神紧张，结肠运动功能紊乱等。

基础取穴：中脘、天枢、合谷、大肠俞、足三里。

随症配穴：食欲缺乏者加刮胃俞；腰膝酸软者加刮肾俞；心烦、呕吐者加刮内关。

中脘 和胃健脾、降逆利水

刮痧时间
1～3分钟

定位
位于上腹部，前正中线上，当脐中上4寸。

刮痧方法
用刮痧板角部刮拭中脘穴，可不出痧，以皮肤表面出现潮红为度。

天枢 调中和胃、理气健脾

刮痧时间
1～3分钟

定位
此穴位于脐中旁开2寸。

刮痧方法
用刮痧板角部点揉两侧天枢穴，以有酸胀感为度。

合谷 镇静止痛、通经活络

刮痧时间
1～3分钟

定位 位于手背，第一、二掌骨间，当第二掌骨桡侧的中点处。

刮痧方法 用刮痧板一角反复刮拭合谷穴，力度适中，可不出痧。

大肠俞 理气降逆、调和肠胃

刮痧时间
1～3分钟

定位 位于腰部，当第四腰椎棘突下，旁开1.5寸。

刮痧方法 用面刮法由上往下轻刮，不可逆刮，对侧以同样手法操作。

足三里 健脾和胃

刮痧时间
1～3分钟

定位 位于小腿前外侧，犊鼻下3寸，距胫骨前缘一横指（中指）。

刮痧方法 用刮痧板厚边棱角自上而下刮拭足三里，刮至出现痧痕为度。

痔疮

常见病症

刮痧方法

疾病概述： 痔疮又称痔核，是肛门科最常见的疾病。其主要表现为：外痔感染发炎或形成血栓外痔时，则局部肿痛；内痔为便后带血，重者有不同程度贫血。

基础取穴： 百会、大肠俞、孔最、足三里、三阴交。

随症配穴： 便血色淡者加刮气海；痔核坏死者加刮太冲；肛门糜烂者加刮阴陵泉。

百会 熄风醒脑、升阳固脱

定位

位于头部，当前发际正中直上5寸，或两耳尖连线的中点处。

刮痧次数
30次

刮痧方法

用刮痧板角部刮拭百会穴，力度以感觉舒适为宜。

大肠俞 调和肠胃

定位

位于腰部，当第四腰椎棘突下，旁开1.5寸。

刮痧次数
30次

刮痧方法

用刮痧板厚边侧边自上而下刮拭大肠俞穴，刮至皮肤发红为止。

孔最 清热止血

刮痧次数
30次

定位 | 位于前臂掌面桡侧，当尺泽与太渊连线上，腕横纹上7寸。

刮痧方法 | 用面刮法从上往下刮拭孔最穴，以潮红出痧为度。

足三里 健脾和胃

刮痧次数
30次

定位 | 位于小腿前外侧，犊鼻下3寸，距胫骨前缘一横指（中指）。

刮痧方法 | 以刮痧板厚边为着力点刮拭足三里穴，刮至出现痧痕为度。

三阴交 健脾胃、益肝肾

刮痧次数
30次

定位 | 位于小腿内侧，当足内踝尖上3寸，胫骨内侧缘后方。

刮痧方法 | 用刮痧板侧边刮拭三阴交穴，至皮肤潮红发热即可。

痢疾

疾病概述： 痢疾为急性肠管传染病之一，主要病因是外感时邪疫毒，内伤饮食不洁。临床表现为腹痛、腹泻、里急后重，伴全身中毒等症状。一般起病急，以高热、腹痛为主要症状，若发生惊厥、呕吐，多为中毒性痢疾。

基础取穴： 大杼、上巨虚。

随症配穴： 下痢脓血者加刮孔最；食欲缺乏者加刮胃俞；腹中冷痛者加刮关元。

大杼 清热祛痛

刮痧次数 30次

定位

位于背部，当第一胸椎棘突下，旁开1.5寸。

刮痧方法

用面刮法从上至下刮拭，力度稍重，以出痧为度。

上巨虚 调和肠胃

刮痧次数 30次

定位

位于小腿前外侧，当犊鼻下6寸，距胫骨前缘一横指（中指）。

刮痧方法

以刮痧板侧边由上至下刮拭，至皮肤发红为止。

鸠尾 安心宁神、宽胸定喘

定位

位于上腹部，前正中线上，当胸剑结合部下1寸。

刮痧次数
30次

刮痧方法

用角刮法刮拭，力度适中，以皮肤出现红晕为度。

行间 清热泻火、凉血安神

定位

位于足背侧，当第一、二趾间，趾蹼缘的后方赤白肉际位置。

刮痧次数
30次

刮痧方法

用角刮法重刮足背的行间穴，以皮肤发热为度。

常见病症

刮痧方法

癫痫

疾病概述： 癫痫是大脑神经元突发性异常放电导致出现短暂的大脑功能障碍的一种慢性疾病。以突然昏仆、口吐涎沫、两目上视、四肢抽搐，或口中如有猪羊叫声等为临床特征，可表现为自主意识及精神障碍。

基础取穴：鸠尾、行间。

随症配穴：平素胁痛者加刮筋缩；痰多者加刮丰隆；平素头晕者加刮百会。

肝炎

常见
病症

刮痧
方法

疾病概述： 肝炎是肝脏出现的炎症。通常我们生活中所说的肝炎，多数指的是由甲型、乙型、丙型等肝炎病毒引起的病毒性肝炎。肝炎的早期症状及表现有食欲减退，消化功能差，进食后腹胀，没有饥饿感。

基础取穴： 太冲、期门、悬枢、肝俞、章门。

随症配穴： 食欲缺乏者加刮足三里；口苦者加刮胆俞；胁痛、潮热者加刮阴陵泉。

太冲 疏肝养血、清利下焦

定位
位于足背侧，当第一跖骨间隙的后方凹陷处。

刮痧次数
30次

刮痧方法
用刮痧板一角反复刮拭，以局部酸痛或出痧为度。

期门 疏肝健脾、理气活血

定位
位于胸部，乳头直下，第六肋间隙，前正中线旁开4寸。

刮痧次数
30次

刮痧方法
以刮痧板侧边为着力点，由上至下反复刮拭期门穴，可不出痧。

悬枢 助阳健脾、通调肠气

刮痧次数
30次

定位 | 位于腰部，后正中线上，第一腰椎棘突下凹陷中。

刮痧方法 | 以刮痧板角部为着力点，刮拭悬枢穴，以出痧为度。

肝俞 疏肝利胆、降火止痉

刮痧次数
30次

定位 | 位于背部，第九胸椎棘突下，旁开1.5寸。

刮痧方法 | 用面刮法刮拭肝俞穴，力度略重，以出痧为度。

章门 疏肝健脾、理气散结

刮痧次数
30次

定位 | 位于侧腹部，当第十一肋游离端的下方。

刮痧方法 | 用面刮法刮拭章门穴，以皮肤出现潮红发热为度。

胆石症

疾病概述：胆石症是指发生在胆囊内的结石所引起的疾病。随着生活水平的提高，饮食习惯的改变，我国的胆石症从以胆管的胆色素结石为主转变为以胆囊胆固醇结石为主。

基础取穴：日月、期门、丘墟、阳陵泉、胆囊穴。

随症配穴：食欲缺乏、恶心厌油者加刮足三里；目赤肿痛、头痛者加刮外关，胁肋胀满者加刮肝俞。

日月　利胆疏肝、降逆和胃

定位

位于上腹部，当乳头直下，第七肋间隙，前正中线旁开4寸。

刮痧次数
30次

刮痧方法

用面刮法从上向下刮拭日月穴，力度适中，可不出痧。

期门　疏肝健脾、理气活血

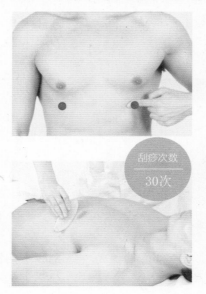

定位

位于胸部，当乳头直下，第六肋间隙，前正中线旁开4寸。

刮痧次数
30次

刮痧方法

用刮痧板的厚边棱角为着力点，从上往下刮拭期门穴，至皮肤发红。

丘墟 疏肝利胆、消肿止痛

刮痧次数
30次

定位 | 位于足外踝的前下方的凹陷处。

刮痧方法 | 用面刮法由上至下刮拭丘墟穴，以出痧为度。

阳陵泉 疏肝、强健腰膝

刮痧次数
30次

定位 | 位于小腿外侧，腓骨小头前下方的凹陷中。

刮痧方法 | 用面刮法刮拭，力度微重，以出现痧点、斑块为度。

胆囊穴 疏肝利胆

刮痧次数
30次

定位 | 位于小腿外侧上部，当腓骨小头前下方凹陷处直下2寸。

刮痧方法 | 用面刮法刮拭胆囊穴，力度适中，以出痧为度。

慢性胆囊炎

疾病概述： 慢性胆囊炎是指胆汁刺激、胰液向胆管反流，以及胆红素和类脂质代谢失调等引起的疾病。临床主要表现为反复发作、腹胀，右上腹及上腹不适或疼痛，常放射至右肩背，有反酸等消化不良症状。

基础取穴： 日月、章门、肝俞、中脘、胆俞。

随症配穴： 食欲缺乏者加刮足三里；胁痛、潮热者加刮阴陵泉；腹胀者加刮脾俞。

日月 利胆疏肝、降逆和胃

刮痧时间
1～3分钟

定位
位于上腹部，当乳头直下，第七肋间隙，前正中线旁开4寸。

刮痧方法
用刮痧板角部从内往外刮拭日月穴，力度适中，以潮红出痧为度。

章门 疏肝健脾、理气散结

刮痧时间
1～3分钟

定位
此穴位于侧腹部，当第十一肋游离端的下方。

刮痧方法
用刮痧板角部刮拭章门穴，直至皮肤发红。

肝俞 疏肝利胆、降火止痉

刮痧时间 1～3分钟

定位 | 位于背部，当第九胸椎棘突下，旁开1.5寸。

刮痧方法 | 用刮痧板侧边由上至下刮拭肝俞穴，直至皮肤发红。

中脘 和胃健脾、降逆利水

刮痧时间 1～3分钟

定位 | 位于上腹部，前正中线上，当脐中上4寸。

刮痧方法 | 用刮痧板角部刮拭，可不出痧，以皮肤表面出现潮红为度。

胆俞 清热利胆

刮痧时间 1～3分钟

定位 | 位于背部，第十胸椎棘突下，旁开1.5寸。

刮痧方法 | 用刮痧板侧边由上至下刮拭胆俞穴，直至皮肤发红。

睑腺炎

常见病症

刮痧方法

疾病概述：睑腺炎分为两型：外睑腺炎和内睑腺炎。前者指睫毛毛囊部的皮脂腺的急性化脓性炎症。发病初期，眼睑局部有红肿、硬结，有明显的胀痛、压痛，数日后硬结逐渐软化，在睫毛根部形成黄色的脓疱。

基础取穴：风池、少泽。

随症配穴：面赤、头痛者加刮天井；面目水肿者加刮悬厘；心烦不寐者加刮内关。

风池 平肝熄风、通利官窍

定位
位于项部，当枕骨之下，胸锁乳突肌与斜方肌上端之间的凹陷处。

刮痧次数 30次

刮痧方法
用角刮法重刮风池穴，至皮肤发红出痧为止。

少泽 清热利咽、通乳开窍

定位
位于手小指末节尺侧，距指甲角0.1寸（指寸）。

刮痧次数 30次

刮痧方法
用角刮法刮拭少泽穴，力度适中，以出痧为度。

急性肠炎

常见病症

刮痧方法

疾病概述： 急性肠炎是消化系统疾病中较为常见的疾病，多由肠管细菌、病毒感染或饮食不当等因素引起。临床表现为发热、腹胀，伴有不同程度的恶心呕吐，四肢无力，严重者可导致身体脱水，甚至发生休克。

基础取穴：天枢、足三里。

随症配穴：里急后重者加刮曲池；肠鸣、排气过多者加刮合谷；腹泻清稀、完谷不化者加刮水分。

天枢　调中和胃、理气健脾

定位
位于腹中部，距脐中2寸。

刮痧方法

刮痧时间
3～5分钟

以刮痧板侧边为着力点，由上至下刮拭天枢穴，以出痧为度。

足三里　健脾和胃

定位
位于小腿前外侧，当犊鼻下3寸，距胫骨前缘一横指（中指）。

刮痧方法

刮痧时间
3～5分钟

用刮痧板角部刮拭，并用刮痧板的一角点揉穴位。

慢性胃炎

常见病症

刮痧方法

疾病概述： 慢性胃炎是指不同病因引起的各种慢性胃黏膜炎性病变，是一种常见病。在临床上，大多数患者常无明显症状或仅表现为程度不同的消化不良症状，如上腹隐痛、食欲减退、餐后饱胀、反酸等。

基础取穴： 中脘、足三里、公孙、脾俞、胃俞。

随症配穴： 腹泻者加刮大巨；腹中冷痛者加刮关元；恶心、呕吐者加刮合谷。

中脘 和胃健脾、降逆利水

定位

位于上腹部，前正中线上，当脐中上4寸。

刮痧方法

刮痧时间 1～3分钟

用刮痧板角部刮拭中脘穴，可不出痧，以皮肤表面出现潮红为度。

足三里 健脾和胃

定位

位于小腿前外侧，当犊鼻下3寸，距胫骨前缘一横指（中指）。

刮痧方法

刮痧时间 1～3分钟

用刮痧板角部从上往下刮拭足三里穴，力度略重，可不出痧。

公孙 健脾胃、调冲任

刮痧时间
1～3分钟

定位 | 位于足内侧缘，当第一跖骨基底部的前下方。

刮痧方法 | 用刮痧板角部刮拭公孙穴，至潮红发热即可。

脾俞 健脾和胃

刮痧时间
1～3分钟

定位 | 位于背部，当第十一胸椎棘突下，旁开1.5寸。

刮痧方法 | 用刮痧板侧边从上往下刮拭脾俞穴，以皮肤潮红发热为度。

胃俞 健脾和胃、宽中降逆

刮痧时间
1～3分钟

定位 | 位于背部，当第十二胸椎棘突下，旁开1.5寸。

刮痧方法 | 用刮痧板侧边从上往下刮拭胃俞穴，以皮肤潮红发热为度。

肥胖症

常见病症

刮痧方法

疾病概述： 肥胖是指明显超重与脂肪层过厚的症状，是体内脂肪尤其是三酰甘油积聚过多而导致的一种症状。肥胖严重者容易引起高血压、心血管病、肝脏病变、睡眠呼吸暂停综合征等一系列的问题。

基础取穴： 中脘、足三里。

随症配穴： 腹胀者加刮脾俞；痰多者加刮丰隆；腰膝酸软者加刮肾俞。

中脘 和胃健脾、降逆利水

定位
位于上腹部，前正中线上，当脐中上4寸。

刮痧方法
用角刮法由上至下刮拭，以皮肤表面出现潮红为度。

刮痧次数 30次

足三里 健脾和胃

定位
位于小腿前外侧，当犊鼻下3寸，距胫骨前缘一横指（中指）。

刮痧方法
用面刮法由上至下刮拭，以皮肤出现红晕为度。

刮痧次数 30次

中暑

疾病概述： 中暑指长时间在高温和热辐射的作用下，机体出现以体温调节障碍，水、电解质代谢紊乱及神经系统与循环系统障碍为主要表现的急性疾病。主要症状有头晕、口渴、呕吐、重症者有昏厥等症状。

基础取穴： 哑门、内关。

随症配穴： 恶心、呕吐者加刮合谷；头痛、头晕者加刮风府；昏迷者加刮人中。

哑门　开窍醒神、平肝熄风

定位
位于项部，当后发际正中直上0.5寸，第一颈椎下。

刮痧次数
30次

刮痧方法
用刮痧板侧边由上至下刮拭哑门穴，以出痧为度。

内关　宁心安神、理气止痛

定位
位于前臂掌侧，腕横纹上2寸，掌长肌腱与桡侧腕屈肌腱之间。

刮痧次数
30次

刮痧方法
用角刮法刮拭内关穴，力度微重，以出痧为度。

落枕

常见病症

刮痧方法

疾病概述：落枕多因睡卧时体位不当，造成颈部肌肉损伤，或外伤致使经络不通、气血凝滞、筋脉拘急而成。临床主要表现为颈项部强直，酸痛不适，不能转动自如，并向一侧歪斜，甚则疼痛牵连患侧肩背及上肢。

基础取穴：大椎、肩外俞、后溪、列缺、天髎。
随症配穴：肘臂麻木加刮手五里；头痛者加刮太阳；心烦、失眠者加刮完骨。

大椎　清热解表

定位

位于后正中线上，第七颈椎棘突下凹陷中。

刮痧次数
30次

刮痧方法

用刮痧板角部由上至下刮拭大椎穴，可不出痧。

肩外俞　舒经活络

定位

位于背部，当第一胸椎棘突下，旁开3寸。

刮痧次数
30次

刮痧方法

用刮痧板角部刮拭肩外俞穴，至皮肤潮红发热为度，可不出痧。

后溪 清心宁神、舒筋活络

刮痧次数
30次

定位 | 位于手掌尺侧，当小指本节后的远侧掌横纹头赤白肉际处。

刮痧方法 | 用面刮法重刮后溪穴，以皮肤出痧为度。

列缺 止咳平喘、通经活络

刮痧次数
30次

定位 | 位于前臂桡侧缘，腕横纹上1.5寸，肱桡肌与拇长展肌腱之间。

刮痧方法 | 用角刮法从上向下刮拭列缺穴，以出痧为度。

天髎 祛风除湿、通经止痛

刮痧次数
30次

定位 | 位于肩胛部，肩井与曲垣的中间，当肩胛骨上角处。

刮痧方法 | 用刮痧板侧边刮拭，至皮肤潮红发热为度，可不出痧。

鼻出血

疾病概述：鼻出血是常见的临床症状之一。鼻腔黏膜中的微细血管分布很密，很敏感且脆弱，容易破裂而致出血。引起偶尔流鼻血的原因有上火、或被异物撞击，人为殴打等。鼻出血也可由鼻腔本身疾病引起。

基础取穴：哑门、二间。

随症配穴：面肌痉挛者加刮口禾髎；咽喉肿痛者加刮少商；心烦、失眠者加刮内关。

哑门 开窍醒神、平肝熄风

定位
位于项部，当后发际正中直上0.5寸，第一颈椎下。

刮痧次数
30次

刮痧方法
用面刮法刮拭哑门穴，力度轻柔，以皮肤潮红为度。

二间 清热解表

定位
微握拳，位于手食指本节掌指关节前，桡侧凹陷处。

刮痧次数
30次

刮痧方法
用刮痧板角部刮拭二间穴，力度适中，可不出痧。

迎香 宣通鼻窍

定位
位于面部，鼻翼外缘中点旁，当鼻唇沟中。

刮痧次数
30次

刮痧方法
用角刮法刮拭迎香穴，力度适中，可不出痧。

风府 散风熄风、通关开窍

定位
位于项部，当后发际正中直上1寸，两侧斜方肌之间凹陷中。

刮痧次数
30次

刮痧方法
用刮痧板角部由内往外刮拭，到不再出现新痧为止。

鼻炎

常见病症

刮痧方法

疾病概述： 鼻炎是五官科最常见的疾病之一，一般可分为急性鼻炎及变应性鼻炎。急性鼻炎多为急性呼吸道感染的一个并发症，鼻塞、流涕、打喷嚏为主要症状。变应性鼻炎是多以黏液腺增生为特征的一种异常反应。

基础取穴：迎香、风府。

随症配穴：鼻肿者加刮素髎；目赤肿痛者加刮当阳；嗅觉减退、面肌痉挛者加刮口禾髎。

痤疮

常见病症

刮痧方法

疾病概述：痤疮是美容皮肤科最常见的病症，又叫青春痘、粉刺、毛囊炎，多发于面部。发生原因较复杂，与多种因素有关，如饮食结构不合理、精神紧张等。但主要诱因是青春期发育成熟，体内雄性激素水平升高。

基础取穴：脾俞、合谷、足三里、丰隆、三阴交。

随症配穴：便秘者加刮气海，；鼻塞、流黄涕者加刮迎香，；面颊肿痛者加刮下关。

脾俞 健脾和胃

定位
位于背部，当第十一胸椎棘突下，旁开1.5寸。

刮痧次数
30次

刮痧方法
用刮痧板厚边棱角刮拭，力度适中，以出痧为度。

合谷 镇静止痛、通经活络

定位
位于手背，第一、第二掌骨间，当第二掌骨桡侧的中点位置。

刮痧次数
30次

刮痧方法
用刮痧板角部刮拭合谷穴，至皮下紫色痧斑、痧痕形成为止。

足三里 燥化脾湿

刮痧次数
30次

定位 位于小腿前外侧，犊鼻下3寸，距胫骨前缘一横指（中指）。

刮痧方法 用面刮法刮拭足三里穴，力度适中，以出痧为度。

丰隆 祛痰化湿

刮痧次数
30次

定位 位于小腿前外侧，条口外，距胫骨前缘二横指（中指）。

刮痧方法 用面刮法从上向下刮拭丰隆穴，手法宜轻，以出痧为度。

三阴交 健脾胃、益肝肾

刮痧次数
30次

定位 位于小腿内侧，当足内踝尖上3寸，胫骨内侧缘后方。

刮痧方法 用刮痧板厚边棱角从上向下刮拭，手法宜轻，以出痧为度。

急性扁桃体炎

常见病症

刮痧方法

疾病概述：扁桃体位于扁桃体隐窝内，是人体呼吸道的第一道免疫器官。但它的免疫能力只能达到一定的效果，当吸入的病原微生物数量较多或毒力较强时，就会引起疼痛、咽痛、高热等症状。

基础取穴：天突、孔最、曲池、大陵、太渊。

随症配穴：痰多者加刮丰隆；胸闷气急者加刮膻中；咽喉肿痛者加刮少商。

天突 理气平喘

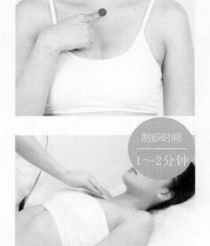

刮痧时间
1～2分钟

定位

位于颈部，当前正中线上，胸骨上窝中央。

刮痧方法

用刮痧板角部刮拭天突穴，力度适中，以皮肤潮红出痧为度。

孔最 清热止血、润肺理气

刮痧时间
1～2分钟

定位

位于前臂掌面桡侧，尺泽穴与太渊穴连线上，腕横纹上7寸处。

刮痧方法

用刮痧板厚边刮拭孔最穴，力度适中，以出痧为度。

曲池 清热和营、降逆活络

刮痧时间
1～2分钟

定位 位于肘横纹外侧端，屈肘，当尺泽与肱骨外上髁连线中点。

刮痧方法 用刮痧板厚边刮拭曲池穴，力度适中，以出痧为度。

大陵 清心宁神、宽胸和胃

刮痧时间
1～2分钟

定位 位于腕掌横纹的中点处，当掌长肌腱与桡侧腕屈肌腱之间。

刮痧方法 用角刮法从上向下刮拭大陵穴，力度适中，以出痧为度。

太渊 止咳化痰、通调血脉

刮痧时间
1～2分钟

定位 位于腕掌侧横纹桡侧，当桡动脉搏动处。

刮痧方法 用角刮法从上向下刮拭太渊穴，力度适中，以出痧为度。

中耳炎

常见病症

刮痧方法

疾病概述：中耳炎是累及中耳全部或部分结构的炎性病变，好发于儿童。中耳炎可分为非化脓性及化脓性两大类。化脓性中耳炎以耳内流脓为主要表现，非化脓性者包括分泌性中耳炎、气压损伤性中耳炎等。

基础取穴：耳门、听宫。

随症配穴：颊肿者加刮下关；面瘫者加刮翳风；头晕者加刮百会。

耳门 开窍聪耳、泄热活络

刮痧时间 1～3分钟

定位
位于面部，当耳屏上切迹的前方，下颌骨髁突后缘，张口有凹陷处。

刮痧方法
用角刮法刮拭耳门穴，力度适中，刮至皮肤发红即可。

听宫 聪耳开窍、祛风止痛

刮痧时间 1～3分钟

定位
位于面部，耳屏前，下颌骨髁状突的后方，张口时凹陷处。

刮痧方法
用角刮法刮拭听宫穴，力度适中，刮至皮肤发红即可。

荨麻疹

疾病概述： 荨麻疹是一种常见的变态反应性疾病。本病多属突发病，常因饮食、药物、化学因素及全身性疾患等引起发病。轻者以瘙痒为主，疹块散发出现。重者疹块大片融合或出现其他全身症状。

基础取穴： 风门、厥阴俞。

随症配穴： 恶心、呕吐者加刮合谷；发热者加刮大椎；失眠者加刮神门。

风门 宣肺解表、益气固表

定位

位于背部，当第二胸椎棘突下，旁开1.5寸。

刮痧次数
50次

刮痧方法

用刮痧板厚边刮拭风门穴，手法连贯，以出痧为度。

厥阴俞 除烦解闷

定位

位于背部，当第四胸椎棘突下，旁开1.5寸。

刮痧次数
50次

刮痧方法

用刮痧板厚边刮拭厥阴俞穴，手法连贯，以出痧为度。

湿疹

疾病概述： 湿疹是由内外因素引起的瘙痒剧烈的一种皮肤病。主要病因复杂，有内因和外因之分。内因如慢性消化系统疾病、过度疲劳、情绪变化、内分泌失调等，外因如生活环境、气候变化、食物等引起的湿疹。

基础取穴： 足三里、三阴交。

随症配穴： 痰多者加刮丰隆；潮热者加刮阴陵泉；心烦失眠者加刮内关。

足三里 燥化脾湿

刮痧次数
50次

定位
位于小腿前外侧，当犊鼻下3寸，距胫骨前缘一横指（中指）。

刮痧方法
用刮痧板厚边刮拭足三里穴，以出痧为度。

三阴交 健脾胃、益肝肾

刮痧次数
50次

定位
位于小腿内侧，当足内踝尖上3寸，胫骨内侧缘后方。

刮痧方法
用刮痧板厚边刮拭三阴交穴，刮至不再出现新痧为止。

皮肤瘙痒症

常见病症

刮痧方法

疾病概述： 皮肤瘙痒症是一种皮肤病，临床上可分为全身性和局限性瘙痒症。全身性瘙痒症多与一些慢性内脏疾病有关，局部不良刺激常是诱发和加重本病的外因，也与局限瘙痒症关系密切。

基础取穴： 曲池、手三里。

随症配穴： 心烦失眠者加刮内关；发热者加刮大椎；目赤肿痛者加刮少商。

曲池 清热和营、降逆活络

定位

位于肘横纹外侧端，屈肘，当尺泽与肱骨外上髁连线中点。

刮痧次数
50次

刮痧方法

用刮痧板厚边刮拭曲池穴，力度适中，以出痧为度。

手三里 调理气血

定位

位于前臂背面桡侧，当阳溪与曲池连线上，肘横纹下2寸。

刮痧次数
50次

刮痧方法

用刮痧板角部刮拭，力度适中，以潮红出痧为度。

黄褐斑

常见病症

刮痧方法

疾病概述： 黄褐斑是有黄褐色色素沉着的皮肤病。内分泌异常是本病发生的原因，与妊娠、月经不调、痛经、失眠、慢性肝病及日晒等有一定的关系。临床主要表现为颜面中部有对称性蝴蝶状的黄褐色斑片，边缘清楚。

基础取穴： 气海、关元、太溪、太冲、肝俞。

随症配穴： 月经不调者加刮血海；腰膝酸软者加刮肾俞；四肢不温者加刮命门。

气海 益气助阳、调经固经

刮痧时间
1～3分钟

定位

位于下腹部，前正中线上，当脐中下1.5寸。

刮痧方法

用刮痧板侧边刮拭气海穴，用力平稳，可不出痧。

关元 固本培元、导赤通淋

刮痧时间
1～3分钟

定位

位于下腹部，前正中线上，当脐中下3寸。

刮痧方法

用刮痧板厚边刮拭关元穴，用力平稳，可不出痧。

太溪 清热生气

刮痧时间
1～3分钟

定位 位于足内侧，内踝后方，当内踝尖与跟腱之间的凹陷处。

刮痧方法 用角刮法刮拭，力度适中，至皮下出现紫色痧斑、痧痕为止。

太冲 疏肝养血、清利下焦

刮痧时间
1～3分钟

定位 位于足背侧，当第一跖骨间隙的后方凹陷处。

刮痧方法 用点按法垂直刮拭太冲穴，由轻至重，逐渐加力。

肝俞 疏肝利胆、降火止痉

刮痧时间
1～3分钟

定位 位于背部，第九胸椎棘突下，旁开1.5寸。

刮痧方法 用刮痧板厚边刮拭肝俞穴，力度适中，以出痧为度。

神经性皮炎

常见病症

刮痧方法

疾病概述：神经性皮炎是一种慢性皮肤神经症，也称为慢性单纯性苔藓。其致病原因目前尚不十分清楚，一般认为与神经功能紊乱或变应反应等有关。本病好发于身体摩擦部位。

基础取穴：风池、膈俞、气海、合谷、阳陵泉。

随症配穴：身热、身痒者加刮曲池；爪甲不荣者加刮血海；夜寐不宁者加刮内关。

风池 平肝熄风、通利官窍

定位

位于项部，当枕骨之下，与风府相平，胸锁乳突肌与斜方肌上端之间的凹陷处。

刮痧次数 50次

刮痧方法

用刮痧板角部重刮风池穴，直至皮下出现紫色痧斑、痧痕为止。

膈俞 散热化血

定位

位于背部，当第七胸椎棘突下，旁开1.5寸。

刮痧次数 50次

刮痧方法

用刮痧板侧边刮拭膈俞穴，力度适中，手法连贯，以出痧为度。

气海 益气助阳

刮痧次数
50次

定位	位于下腹部，前正中线上，当脐中下1.5寸。

刮痧方法	用刮痧板角部刮拭气海穴，用力平稳，可不出痧。

合谷 镇静止痛、通经活络

刮痧次数
50次

定位	位于手背，第一、第二掌骨间，当第二掌骨桡侧的中点处。

刮痧方法	用角刮法从上而下刮拭合谷穴，力度微重，以出痧为度。

阳陵泉 疏肝解郁

刮痧次数
50次

定位	位于小腿外侧，腓骨小头前下方的凹陷中。

刮痧方法	用刮痧板厚边从上至下刮拭，刮至不再出现新痧为止。

带状疱疹

常见病症

刮痧方法

疾病概述： 带状疱疹是由水痘—带状疱疹病毒所引起的急性感染性皮肤病，以沿单侧周围神经分布的簇集性小水疱为特征，常伴有明显的神经痛。本病春秋季的发病率较高，发病率随年龄增大而呈显著上升趋势。

基础取穴： 阴陵泉、三阴交。

随症配穴： 口臭、腹胀者加刮内庭；身热、身痒者加刮曲池；食欲缺乏者加刮脾俞。

阴陵泉 清利湿热

刮痧次数
50次

定位
位于小腿内侧，当胫骨内侧髁后下方凹陷处。

刮痧方法
用刮痧板厚边刮拭阴陵泉穴，刮至不再出现新痧为止。

三阴交 健脾胃、益肝肾

刮痧次数
50次

定位
位于小腿内侧，当足内踝尖上3寸，胫骨内侧缘后方。

刮痧方法
用刮痧板厚边刮拭三阴交穴，刮至不再出现新痧为止。

延年益寿，
"刮" 走中老年多发病

第 3 章

随着年龄的增长，人体体质也慢慢变差，各个器官的功能开始减退，免疫功能低下，很有可能出现各种病症。本章列举了中老年多发病症及其刮痧疗法，经常有针对性地刮拭经络穴位，有助于防治各种疾病，达到祛病强身、延年益寿的目的。

高血压

中老年
病症

刮痧
方法

疾病概述： 高血压病是以动脉血压升高为主要临床表现的慢性全身性血管性疾病，血压高于140/90毫米汞柱即可诊断为高血压。本病部分患者会出现头晕、头痛、心悸、失眠、颜面潮红或肢体麻木等不适。

基础取穴： 太阳、人迎、肩井、太冲、内庭。

随症配穴： 目赤肿痛者加刮少商；心烦失眠者加刮神门；头晕、耳鸣者加刮翳风。

太阳　清肝明目、通络止痛

刮痧次数
30次

定位

位于前额两侧，外眼角与眉梢之间向后约一横指处。

刮痧方法

用角刮法刮拭太阳穴，力度适中，可不出痧。

人迎　利咽散结、理气平喘

刮痧次数
30次

定位

位于颈部，结喉旁，当胸锁乳突肌的前缘，颈总动脉搏动处。

刮痧方法

用面刮法刮拭人迎穴，力度微轻，以潮红出痧为度。

肩井 消肿止痛、舒筋活络

刮痧次数
30次

定位 位于肩上，前直乳中，当大椎与肩峰端连线的中点上。

刮痧方法 用面刮法刮拭肩井穴，刮至皮肤发红出痧为止。

太冲 疏肝养血、清利下焦

刮痧次数
30次

定位 位于足背侧，当第一跖骨间隙的后方凹陷处。

刮痧方法 用角刮法刮拭太冲穴，手法连贯，力度适中，以潮红为度。

内庭 清胃泻火、理气止痛

刮痧次数
30次

定位 位于足背，当第二、第三趾间，趾蹼缘后方赤白肉际处。

刮痧方法 用角刮法自上而下刮拭内庭穴，可不出痧。

低血压

疾病概述： 低血压指血压降低引起的一系列症状，部分人群无明显症状，病情轻微者可有头晕、头痛、食欲不振、疲劳、脸色苍白等，严重者可出现直立性眩晕、四肢冰凉、心律失常等症状。

基础取穴： 百会、内关、志室、肾俞、足三里。

随症配穴： 胸闷、心慌者加刮心俞；面色苍白者加刮血海；气短者加刮膻中。

百会 熄风醒脑、升阳固脱

刮痧次数 30次

定位

位于头部，当前发际正中直上5寸，或两耳尖连线的中点处。

刮痧方法

用角刮法向百会穴四周呈放射性刮拭，力度适中。

内关 宁心安神、理气止痛

刮痧次数 30次

定位

位于前臂掌侧，腕横纹上2寸，掌长肌腱与桡侧腕屈肌腱之间。

刮痧方法

用角刮法自上而下刮拭内关穴，以患者有酸胀感为度。

志室 补肾、利湿、强腰膝

刮痧次数
30次

定位 位于腰部，当第二腰椎棘突下，旁开3寸。

刮痧方法 用刮痧板厚边刮拭志室穴，以出痧为度。

肾俞 益肾助阳

刮痧次数
30次

定位 位于腰部，第二腰椎棘突下，旁开1.5寸。

刮痧方法 用面刮法从上而下刮拭肾俞穴，力度微重，以出痧为度。

足三里 扶正培元

刮痧次数
30次

定位 位于小腿前外侧，犊鼻下3寸，距胫骨前缘一横指（中指）。

刮痧方法 用刮痧板的厚边从上至下刮拭足三里穴，以出痧为度。

中风后遗症

中老年病症

刮痧方法

疾病概述： 中风是以突然口眼㖞斜、言语含糊不利、肢体出现运动障碍、不省人事为特征的一类疾病。中医认为本病多因平素气、血虚衰，在心、肝、肾三经阴阳失调的情况下，情志郁结，起居失宜所致。

基础取穴： 肩髃、曲池、解溪、阳池、足三里。

随症配穴： 口角流涎者加刮地仓；盗汗者加刮阴陵泉；肘臂麻木者加刮手三里。

肩髃 通经活络

刮痧次数 50次

定位

位于三角肌上，臂外展或向前平伸时，当肩峰前下方向凹陷处。

刮痧方法

以刮痧板角部为着力点刮拭肩髃穴，力度微重，以出痧为度。

曲池 清热和营、降逆活络

刮痧次数 50次

定位

位于肘横纹外侧端，屈肘，当尺泽与肱骨外上髁连线中点。

刮痧方法

用刮痧板角部刮拭曲池穴，力度适中，以出痧为度。

解溪 清胃化痰、镇惊安神

定位 位于足背与小腿交界处的横纹中央凹陷中。

刮痧方法 用刮痧板角部刮拭解溪穴，力度适中，以潮红出痧为度。

阳池 清热通络

定位 位于腕背横纹中，当指伸肌腱的尺侧缘凹陷处。

刮痧方法 用刮痧板角部刮拭阳池穴，力度适中，以出痧为度。

足三里 扶正培元

定位 位于小腿前外侧，犊鼻下3寸，距胫骨前缘一横指（中指）。

刮痧方法 用刮痧板的厚边刮拭足三里穴，以出痧为度。

尿失禁

中老年病症

刮痧方法

疾病概述：尿失禁是指因膀胱括约肌损伤或神经功能障碍而丧失排尿自控能力，使尿液不自主地流出的病症。其病可发生在任何年龄，尤其是女性及老年人多发，主要表现为咳嗽等即能引起尿液不受控制地流出。

基础取穴：关元、阴陵泉、三阴交、膀胱俞、委中。

随症配穴：腰膝酸软者加刮肾俞；头痛、头晕者加刮百会；四肢不温者加刮命门。

关元 固本培元、导赤通淋

定位
位于下腹部，前正中线上，当脐中下3寸。

刮痧次数
30次

刮痧方法
用刮痧板角部刮拭关元穴，力度适中，可不出痧。

阴陵泉 清利湿热

定位
位于小腿内侧，当胫骨内侧髁后下方凹陷处。

刮痧次数
30次

刮痧方法
用刮痧板厚边刮拭阴陵泉穴，刮至不再出现新痧为止。

三阴交 健脾胃、益肝肾

刮痧次数
30次

定位 | 位于小腿内侧，当足内踝尖上3寸，胫骨内侧缘后方。

刮痧方法 | 用刮痧板厚边刮拭三阴交穴，刮到不再出现新痧为止。

膀胱俞 清热利湿

刮痧次数
30次

定位 | 位于骶正中嵴旁开1.5寸处，与第二骶后孔齐平。

刮痧方法 | 用刮痧板厚边刮拭膀胱俞穴，刮到不再出现新痧为止。

委中 舒筋活络、凉血解毒

刮痧次数
30次

定位 | 位于腘横纹中点，当股二头肌腱与半腱肌肌腱的中间。

刮痧方法 | 用面刮法刮拭委中穴，至皮下出现紫色痧痕为止。

高脂血症

疾病概述： 血脂主要是指血清中的胆固醇和三酰甘油。无论是胆固醇含量增高，还是三酰甘油的含量增高，或是两者皆增高，统称为高脂血症。高脂血症可直接引起一些严重危害人体健康的疾病。

基础取穴： 上脘、中脘、大椎、脾俞、胃俞。

随症配穴： 胁肋胀满者加刮肝俞，；头晕者加刮印堂，心慌、心烦者加刮心俞。

上脘 和胃降逆、化痰宁神

刮痧次数 30次

定位
位于上腹部，前正中线上，当脐中上5寸。

刮痧方法
用刮痧板厚边棱角刮拭上脘穴，力度适中，以皮肤出现红晕为度。

中脘 和胃健脾、降逆利水

刮痧次数 30次

定位
位于上腹部，前正中线上，当脐中上4寸。

刮痧方法
用角刮法刮拭中脘穴，力度适中，以潮红出痧为度。

大椎 清热解表

定位 | 位于后正中线上，第七颈椎棘突下凹陷中。

刮痧次数 30次

刮痧方法 | 用刮痧板角部由上至下刮拭大椎穴，力度轻柔，可不出痧。

脾俞 健脾和胃

定位 | 位于背部，当第十一胸椎棘突下，旁开1.5寸。

刮痧次数 30次

刮痧方法 | 用面刮法刮拭脾俞穴，以皮肤出现红晕为度。

胃俞 健脾和胃、宽中降逆

定位 | 位于背部，当第十二胸椎棘突下，旁开1.5寸。

刮痧次数 30次

刮痧方法 | 用面刮法刮拭胃俞穴，至皮肤发红出痧为止。

糖尿病

疾病概述： 糖尿病是由于血中胰岛素相对不足或绝对不足，导致血糖过高，出现糖尿，进而引起脂肪和蛋白质代谢紊乱的常见的内分泌代谢性疾病。临床上可出现多尿、烦渴、多饮、多食、消瘦等表现。

基础取穴： 大杼、膀胱俞、三阴交、太溪、脾俞。

随症配穴： 消谷善饥者加刮胃俞；口苦者加刮三焦俞；目睛胀痛者加刮阳池。

大杼 清热祛痛

定位

位于背部，当第一胸椎棘突下，旁开1.5寸。

刮痧次数 50次

刮痧方法

用刮痧板厚边刮拭大杼穴，手法连贯，以出痧为度。

膀胱俞 清热利湿

定位

位于骶部，当骶正中嵴旁1.5寸，平第二骶后孔。

刮痧次数 50次

刮痧方法

用刮痧板角部由上至下刮拭膀胱俞穴，力度微重，以出痧为度。

三阴交 健脾胃、益肝肾

刮痧次数
30次

定位 | 位于小腿内侧，当足内踝尖上3寸，胫骨内侧缘后方。

刮痧方法 | 用刮痧板角部刮拭三阴交穴，刮至不再出现新痧为止。

太溪 清热生气

刮痧次数
30次

定位 | 位于足内侧，内踝后方，当内踝尖与跟腱之间的凹陷处。

刮痧方法 | 用角刮法刮拭太溪穴，以皮肤出现红晕为度。

脾俞 健脾和胃

刮痧次数
30次

定位 | 位于背部，当第十一胸椎棘突下，旁开1.5寸。

刮痧方法 | 用面刮法从内向外刮拭脾俞穴，至出现痧斑、痧痕为止。

肩周炎

疾病概述： 肩周炎是肩部关节囊和关节周围软组织的一种退行性、炎症性慢性疾患。主要临床表现为患肢肩关节疼痛，昼轻夜重，活动受限，日久肩关节肌肉可出现废用性萎缩。

基础取穴： 大椎、肩髃、天宗、肩井、曲池。

随症配穴： 肘臂麻木者加刮手五里；颈项强痛者加刮列缺；食欲缺乏者加刮条口。

大椎　清热解表

刮痧次数
30次

定位

位于后正中线上，第七颈椎棘突下凹陷中。

刮痧方法

用面刮法刮拭，力度由轻渐重，直至出痧为度。

肩髃　通经活络

刮痧次数
30次

定位

位于臂外侧，向前平伸时，当肩峰前下方凹陷处。

刮痧方法

用刮痧板的角部刮拭肩髃穴，以皮肤表面出现潮红痧点为度。

天宗 理气消肿、舒筋活络

刮痧次数
30次

定位 位于肩胛部，当冈下窝中央凹陷处，与第四胸椎相平。

刮痧方法 用刮痧板的角部刮拭，以皮肤表面出现潮红痧点为度。

肩井 消肿止痛、祛风解毒

刮痧次数
30次

定位 位于肩上，前直乳中，当大椎与肩峰端连线的中点上。

刮痧方法 用刮痧板边缘刮拭肩井穴，以皮肤出痧为度。

曲池 清热和营、降逆活络

刮痧次数
30次

定位 位于肘横纹头外端凹陷处，尺泽与肱骨外上髁连线中点。

刮痧方法 用刮痧板角部从上往下刮拭曲池穴，以皮肤潮红发热为度。

膝关节炎

疾病概述：膝关节炎是最常见的关节炎，是软骨退行性病变和关节边缘骨赘的慢性进行性、退化性疾病。以软骨磨损为其主要因素，好发于体重偏重者和中老年人。在发病的前期没有明显的症状。

基础取穴：足三里、阳陵泉、委中、鹤顶、膝阳关。

随症配穴：腰膝酸软者加刮肾俞；四肢冷痛者加刮命门；膝关节红肿者加刮照海。

足三里 通经活络

刮痧次数
30次

定位

位于小腿前外侧，当犊鼻下3寸，距胫骨前缘一横指（中指）。

刮痧方法

用刮痧板侧边从上往下刮拭足三里穴，力度略重，可不出痧。

阳陵泉 强健腰膝

刮痧次数
30次

定位

位于小腿外侧，当腓骨头的前下方凹陷处。

刮痧方法

用刮痧板角部刮拭阳陵泉穴，以潮红出痧为度。

委中 舒筋活络、凉血解毒

定位 | 位于腘横纹中点，当股二头肌腱与半腱肌肌腱的中间。

刮痧方法 | 用刮痧板角部刮拭委中穴，力度由轻到重，以出痧为度。

鹤顶 祛风除湿、通络止痛

定位 | 位于膝上部，当髌底的中点上方凹陷处。

刮痧方法 | 用面刮法刮拭鹤顶穴，由上至下，力度适中。

膝阳关 疏利关节

定位 | 位于阳陵泉上3寸，股骨外上髁上方的凹陷处。

刮痧方法 | 用面刮法由上往下刮拭膝阳关穴，以皮肤潮红出痧为度。

腰椎间盘突出症

疾病概述：腰椎间盘突出症是指由于腰椎间盘退行性改变后弹性下降而膨出，使纤维环破裂，髓核组织突出，压迫神经根、脊髓而引起的以腰腿痛为主的临床病症，主要症状有腰痛，可伴有下肢放射状疼痛。

基础取穴：肾俞、命门、委中、腰阳关、八髎。

随症配穴：腰肿者加刮跗阳；下肢逆冷者加刮阳陵泉；小便不利者加刮膀胱俞。

肾俞 益肾助阳

定位

位于腰部，当第二腰椎棘突下，旁开1.5寸。

刮痧时间 1～3分钟

刮痧方法

用刮痧板侧边由轻至重地刮拭肾俞穴，至皮肤潮红发热即可。

命门 补肾壮阳、利水消肿

定位

位于腰部，当后正中线上，第二腰椎棘突下凹陷中。

刮痧时间 1～3分钟

刮痧方法

用刮痧板侧边棱角由轻到重刮拭命门穴，以皮肤潮红发热即可。

委中 舒筋活络、凉血解毒

刮痧时间
1～3分钟

定位 | 位于腘横纹中点，当股二头肌腱与半腱肌肌腱的中间。

刮痧方法 | 用刮痧板角部刮拭委中穴，力度由轻到重，以出痧为度。

腰阳关 舒筋活络

刮痧时间
1～3分钟

定位 | 位于腰部，当后正中线上，第四腰椎棘突下凹陷中。

刮痧方法 | 用刮痧板侧边由轻到重刮拭，至皮肤潮红发热即可。

八髎 调理下焦、强腰利膝

刮痧时间
1～3分钟

定位 | 位于腰骶孔处，实为上髎、次髎、中髎、下髎，左右共八个。

刮痧方法 | 用刮痧板角部刮拭骶部，力度轻柔，以皮肤潮红为宜。

坐骨神经痛

疾病概述： 坐骨神经痛指坐骨神经病变沿坐骨神经通路即腰、臀部、大腿后、小腿后外侧和足外侧发生的疼痛综合征，疼痛呈烧灼样或刀刺样，夜间痛感加重。典型表现为一侧腰部、臀部疼痛。

基础取穴： 肾俞、命门、委中、殷门、悬钟。

随症配穴： 下肢逆冷者加刮阳陵泉；小便不利者加刮八髎；痛连足跟者加刮昆仑。

肾俞 益肾助阳

定位

位于腰部，当第二腰椎棘突下，旁开1.5寸。

刮痧时间
1～3分钟

刮痧方法

用刮痧板侧边由轻至重地刮拭肾俞穴，至皮肤潮红发热即可。

命门 补肾壮阳、利水消肿

定位

位于腰部，当后正中线上，第二腰椎棘突下凹陷中。

刮痧时间
1～3分钟

刮痧方法

用刮痧板角部由轻到重刮拭，以皮肤潮红发热即可。

委中 舒筋活络、凉血解毒

刮痧时间
1～3分钟

定位 位于腘横纹中点，当股二头肌腱与半腱肌肌腱的中间。

刮痧方法 用刮痧板侧边刮拭委中穴，力度由轻到重，以出痧为度。

殷门 舒筋活络、强膝壮腰

刮痧时间
1～3分钟

定位 位于大腿后面，当承扶与委中的连线上，承扶下6寸。

刮痧方法 用面刮法刮拭殷门穴，力度适中，以皮肤潮红出痧为度。

悬钟 泻胆火、舒筋脉

刮痧时间
1～3分钟

定位 位于小腿外侧，当外踝尖上3寸，腓骨前缘。

刮痧方法 用面刮法刮拭，力度由轻到重，以有温热舒适感为宜。

强直性脊柱炎

疾病概述： 强直性脊柱炎是一种慢性炎性疾病，主要侵犯关节、脊柱骨突、脊柱旁软组织及外周关节。患者早期无明显不适症状，病情进展期会出现关节肿痛，夜间痛或晨僵明显，活动后缓解。

基础取穴： 大椎、夹脊、委中、承山、阳陵泉。

随症配穴： 项背强痛者加刮列缺；下肢痿痹者加刮足三里；足跟疼痛者加刮昆仑。

大椎 清热解表

刮痧次数 30次

定位
位于后正中线上，第七颈椎棘突下凹陷中。

刮痧方法
用面刮法刮拭大椎穴，力度适中，以潮红出痧为度。

夹脊 调节脏腑功能

刮痧次数 30次

定位
位于背腰部，当第一胸椎至第五腰椎棘突下两侧，后正中线旁开0.5寸，每侧各17穴。

刮痧方法
用面刮法从上往下刮拭夹脊穴，力度适中，以潮红出痧为度。

委中 舒筋活络、凉血解毒

刮痧次数
30次

定位 | 位于腘横纹中点，当股二头肌腱与半腱肌肌腱的中间。

刮痧方法 | 用刮痧板面侧刮拭委中穴，自上而下刮拭，以出痧为度。

承山 理气止痛、舒筋活络

刮痧次数
30次

定位 | 位于伸直小腿或足跟上提时腓肠肌肌腹下出现三角形凹陷处。

刮痧方法 | 用刮痧板面侧刮拭，力度由轻到重，以潮红出痧为度。

阳陵泉 强健腰膝

刮痧次数
30次

定位 | 位于小腿外侧，当腓骨小头前下方凹陷处。

刮痧方法 | 用面刮法刮拭阳陵泉穴，以皮肤出现红晕为度。

脚踝疼痛

疾病概述： 脚踝疼痛原因是由于运动不当，造成脚踝软组织损伤，使其出现疼痛的症状。严重者可造成脚踝滑膜炎、创伤性关节炎等疾病。早期疼痛可以用毛巾包裹冰块敷在踝部进行处理。

基础取穴： 照海、昆仑。

随症配穴： 腰酸者加刮肾俞；下肢逆冷者加刮阳陵泉；下肢痿痹者加刮足三里。

照海 滋阴清热、调经止痛

刮痧次数 30次

定位

位于足部内侧，当内髁尖的正下方凹陷处。

刮痧方法

用刮痧板角部刮拭照海穴，直至皮下出现紫色痧斑、痧痕为止。

昆仑 安神清热、舒筋活络

刮痧次数 30次

定位

位于足部外踝后方，当外踝尖与跟腱之间的凹陷处。

刮痧方法

用刮痧板角部刮拭昆仑穴，直至皮下紫色痧斑、痧痕形成为止。

夫妻互刮痧，
齐享健康感情佳

第4章

　　夫妻是家庭中的最主要成员。无论男科疾病，还是妇科疾病，都会对夫妻生活造成影响。很多人思想传统，羞于就医，而刮痧则能很好地解决这种难题。本章介绍了常见两性病症的刮痧方法，夫妻相互为对方刮痧，既消除了忧虑，又加深了夫妻感情。

性冷淡

刮痧方法

疾病概述： 性冷淡是指由于疾病、精神、年龄等因素导致的性欲缺乏，即对性生活缺乏兴趣。性冷淡主要生理症状体现在对性爱抚无反应或快感反应不足，缺乏性高潮；心理症状是对性爱恐惧、厌恶及心理抵触等。

基础取穴： 肾俞、会阳、三阴交、命门、气海。

随症配穴： 尿痛者加刮关元；阳痿、早泄者加刮百会；腰酸背痛者加刮腰阳关。

肾俞　益肾助阳

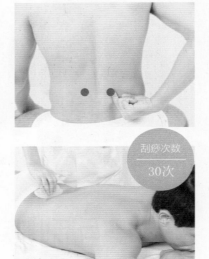

刮痧次数 30次

定位
位于腰部，当第二腰椎棘突下，旁开1.5寸。

刮痧方法
用刮痧板厚边刮拭肾俞穴，力度适中，以出痧为度。

会阳　清热利湿、益肾固带

刮痧次数 30次

定位
位于骶部，尾骨端旁开0.5寸。

刮痧方法
用刮痧板角部刮拭会阳穴，至皮下紫色痧斑、痧痕形成为止。

三阴交 健脾胃、益肝肾

刮痧次数
30次

定位 | 位于小腿内侧，当足内踝尖上3寸，胫骨内侧缘后方。

刮痧方法 | 用刮痧板角部刮拭三阴交穴，刮到不再出现新痧为止。

命门 补肾壮阳、利水消肿

刮痧次数
30次

定位 | 位于腰部，当后正中线上，第二腰椎棘突下凹陷中。

刮痧方法 | 用刮痧板侧边由轻到重刮拭命门穴，以皮肤潮红发热即可。

气海 益气助阳

刮痧次数
30次

定位 | 位于下腹部，前正中线上，当脐中下1.5寸。

刮痧方法 | 用刮痧板一角刮拭气海穴，刮至不再出现新痧为止。

不育症

两性病症

刮痧方法

疾病概述： 不育症指正常育龄夫妇婚后有正常性生活，长期不避孕，却未生育。在已婚夫妇中发生不育者有15%，男性不育症多由于男性内分泌疾病、生殖道感染、男性性功能障碍等引起。

基础取穴： 命门、三阴交、关元、气海、脾俞。

随症配穴： 阳痿、早泄者加刮百会；腰膝酸软者加刮肾俞；食欲缺乏者加刮足三里。

命门 补肾壮阳、利水消肿

定位
位于腰部，当后正中线上，第二腰椎棘突下凹陷中。

刮痧次数
30次

刮痧方法
用刮痧板厚边刮拭腰部命门穴，由上至下，力度轻柔，可不出痧。

三阴交 健脾胃、益肝肾

定位
位于小腿内侧，当足内踝尖上3寸，胫骨内侧缘后方。

刮痧次数
30次

刮痧方法
用刮痧板厚边刮拭三阴交穴，刮到不再出现新痧为止。

关元 固本培元、导赤通淋

刮痧次数
30次

定位 | 位于下腹部，前正中线上，当脐中下3寸。

刮痧方法 | 用面刮法刮拭关元穴，力度由轻加重，以潮红发热为度。

气海 益气助阳

刮痧次数
30次

定位 | 位于下腹部，前正中线上，当脐中下1.5寸。

刮痧方法 | 用面刮法刮拭气海穴，力度由轻加重，以潮红发热为度。

脾俞 健脾和胃

刮痧次数
30次

定位 | 位于背部，当第十一胸椎棘突下，旁开1.5寸。

刮痧方法 | 用刮痧板侧边从上往下刮拭脾俞穴，以皮肤潮红发热为度。

月经不调

两性病症

刮痧方法

疾病概述： 月经是机体受垂体前叶及卵巢性内分泌激素调节呈现有规律的周期性子宫内膜脱落现象。月经不调是指月经的周期、经色、经量、经质发生了改变。如垂体前叶或卵巢功能异常，就会发生月经不调。

基础取穴： 血海、三阴交、关元、气海、子宫。

随症配穴： 痛经、带下者加刮八髎；腹胀、食欲缺乏者加刮脾俞；易疲劳者加刮中极。

血海 调经统血、健脾化湿

刮痧次数
30次

定位

屈膝，位于大腿内侧，髌底内侧端上2寸，股四头肌内侧头的隆起处。

刮痧方法

用面刮法刮拭血海穴，以皮肤出现红晕为度。

三阴交 健脾胃、益肝肾

刮痧次数
30次

定位

位于小腿内侧，当足内踝尖上3寸，胫骨内侧缘后方。

刮痧方法

用面刮法从上往下刮拭，至皮肤发红出痧为止。

关元 固本培元、导赤通淋

刮痧次数
30次

定位 | 位于下腹部，前正中线上，当脐中下3寸。

刮痧方法 | 用面刮法刮拭关元穴，力度由轻加重，以潮红发热为度。

气海 益气助阳

刮痧次数
30次

定位 | 位于下腹部，前正中线上，当脐中下1.5寸。

刮痧方法 | 用面刮法刮拭气海穴，力度由轻加重，以潮红发热为度。

子宫 调经止带

刮痧次数
30次

定位 | 位于下腹部，当脐下4寸，距前正中线3寸。

刮痧方法 | 用角刮法刮拭，以顺时针方向旋动刮痧板，力度轻柔。

痛经

两性病症

刮痧方法

疾病概述：痛经是指妇女在月经前后或经期，出现下腹部或腰骶部剧烈疼痛，严重时伴有恶心，甚则昏厥。中医认为本病多因情志郁结，或经期受寒饮冷，以致经血滞于胞宫，或体质素弱，胞脉失养引起疼痛。

基础取穴：关元、肾俞、足三里、三阴交、合谷。

随症配穴：易疲劳者加刮中极；腹胀、食欲缺乏者加刮脾俞；小便不利者加刮八髎。

关元　固本培元、导赤通淋

刮痧次数
30次

定位
位于下腹部，前正中线上，当脐中下3寸。

刮痧方法
用面刮法刮拭，力度由轻加重，以潮红发热为度。

肾俞　益肾助阳

刮痧次数
30次

定位
位于腰部，当第二腰椎棘突下，旁开1.5寸。

刮痧方法
用刮痧板角部由轻至重地刮拭肾俞穴，至皮肤潮红发热即可。

足三里 通经活络

刮痧次数
30次

定位 | 位于小腿前外侧，犊鼻下3寸，距胫骨前缘一横指（中指）。

刮痧方法 | 用刮痧板角部从上往下刮拭，力度略重，可不出痧。

三阴交 健脾胃、益肝肾

刮痧次数
30次

定位 | 位于小腿内侧，当足内踝尖上3寸，胫骨内侧缘后方。

刮痧方法 | 用角刮法刮拭三阴交穴，以潮红出痧为度。

合谷 镇静止痛、通经活络

刮痧次数
30次

定位 | 位于手背第一、第二掌骨之间，约当第二掌骨之中点。

刮痧方法 | 用刮痧板角部刮拭合谷穴，力度适中，可不出痧。

带下病

疾病概述： 带下病指阴道分泌多量或少量的白色分泌物，有臭味及异味，色泽异常，常与生殖系统局部炎症、肿瘤或身体虚弱等因素有关。中医学认为本病多因湿热下注或气血亏虚，致带脉失约、冲任失调而成。

基础取穴： 关元、带脉、肾俞、次髎、三阴交。

随症配穴： 腰膝冷痛者加刮命门；食欲缺乏者加刮脾俞；赤白带下者加刮照海。

关元　固本培元、导赤通淋

定位

位于下腹部，前正中线上，当脐中下3寸。

刮痧方法

用面刮法刮拭关元穴，力度由重，以潮红发热为度。

刮痧次数 30次

带脉　行气活血

定位

位于侧腹部，第十一肋骨游离端下方垂线与脐水平线交点上。

刮痧方法

用刮痧板侧边由轻到重刮拭带脉穴，直至皮肤潮红发热为度。

刮痧次数 30次

肾俞 益肾助阳

刮痧次数 30次

定位 | 位于腰部，当第二腰椎棘突下，旁开1.5寸。

刮痧方法 | 用刮痧板侧边由轻至重地刮拭肾俞穴，至皮肤潮红发热即可。

次髎 调理下焦、强腰利膝

刮痧次数 30次

定位 | 位于骶部，当髂后上棘内下方，适对第二骶后孔处。

刮痧方法 | 用刮痧板侧边由轻到重刮拭次髎穴，以出现痧斑为度。

三阴交 健脾胃、益肝肾

刮痧次数 30次

定位 | 位于小腿内侧，当足内踝尖上3寸，胫骨内侧缘后方。

刮痧方法 | 用面刮法刮拭三阴交穴，以潮红出痧为度。

子宫脱垂

两性
病症

刮痧
方法

疾病概述： 子宫脱垂又名子宫脱出，本病是指子宫从正常位置沿阴道向下移位的病症。其病因为支托子宫及盆腔脏器之组织损伤或失去支托力，以及骤然或长期增加腹压所致。常见症状为腹部下坠、腰酸。

基础取穴： 百会、气海、血海、关元、照海。

随症配穴： 食欲缺乏者加刮脾俞；腰膝冷痛者加刮命门；白带多者加刮带脉。

百会 熄风醒脑、升阳固脱

定位

位于头部，当前发际正中直上5寸，或两耳尖连线的中点处。

刮痧方法

刮痧时间 1～3分钟

用刮痧板角部点揉按压百会穴，以患者有明显酸麻胀痛感为度。

气海 益气助阳

定位

位于下腹部，前正中线上，当脐中下1.5寸。

刮痧方法

刮痧时间 1～3分钟

用刮痧板一角刮拭气海穴，由轻渐重，刮至不再出现新痧为止。

血海　调经统血、健脾化湿

刮痧时间
1～3分钟

定位 | 屈膝，位于大腿内侧髌底上2寸，股四头肌内侧头的隆起处。

刮痧方法 | 用刮痧板厚边从上往下刮拭，刮至不再出现新痧为止。

关元　固本培元、导赤通淋

刮痧时间
1～3分钟

定位 | 位于下腹部，前正中线上，当脐中下3寸。

刮痧方法 | 用面刮法刮拭关元穴，刮至不再出现新痧为止。

照海　滋阴清热、调经止痛

刮痧时间
1～3分钟

定位 | 位于足内侧，当内踝尖下方凹陷处。

刮痧方法 | 用角刮法刮拭照海穴，以皮肤出现红晕为度。

慢性盆腔炎

两性
病症

刮痧
方法

疾病概述： 慢性盆腔炎指的是女性内生殖器官、周围结缔组织及盆腔腹膜发生的慢性炎症，反复发作，经久不愈。临床表现主要有下腹坠痛或腰骶部酸痛、拒按，往往伴有低热、白带多、月经不调、不孕等。

基础取穴： 关元、气海、子宫、肾俞、次髎。

随症配穴： 腰膝冷痛者加刮命门；白带多者加刮带脉；月经不调者加刮血海。

关元 固本培元、导赤通淋

刮痧次数 30次

定位

位于下腹部，前正中线上，当脐中下3寸。

刮痧方法

用面刮法刮拭，力度由轻加重，以潮红发热为度。

气海 益气助阳

刮痧次数 30次

定位

位于下腹部，前正中线上，当脐中下1.5寸。

刮痧方法

用角刮法刮拭，力度由轻加重，以潮红发热为度。

子宫 调经止带

刮痧次数
30次

定位 | 位于下腹部，当脐下4寸，距前正中线3寸。

刮痧方法 | 用角刮法刮拭，以顺时针方向旋动刮痧板，力度轻柔。

肾俞 益肾助阳

刮痧次数
30次

定位 | 位于腰部，当第二腰椎棘突下，旁开1.5寸。

刮痧方法 | 用刮痧板侧边由轻至重地刮拭，至皮肤潮红发热即可。

次髎 调理下焦、强腰利膝

刮痧次数
30次

定位 | 位于骶部，当髂后上棘内下方，适对第二骶后孔处。

刮痧方法 | 用刮痧板角部由轻到重刮拭次髎穴，以出现痧斑为度。

乳腺增生

两性病症

刮痧方法

疾病概述： 乳腺增生是女性最常见的乳房疾病，其发病率占乳腺疾病的首位。乳腺增生症是正常乳腺小叶生理性增生，乳腺正常结构出现紊乱，属于病理性增生，它是既非炎症又非肿瘤的一类病。

基础取穴： 乳根、膻中、中脘、阳陵泉、三阴交。

随症配穴： 心烦不寐者加刮内关；白带异常者加刮带脉；腰酸背痛者加刮肾俞。

乳根　燥化脾湿

刮痧次数 30次

定位

位于胸部，当乳头直下，乳房根部，第五肋间隙，距前正中线4寸。

刮痧方法

用角刮法刮拭乳根穴，力度轻柔，以患者能忍受为度。

膻中　理气止痛、生津增液

刮痧次数 30次

定位

位于胸部，当前正中线上，平第四肋间，两乳头连线的中点。

刮痧方法

用角刮法从上到下刮拭膻中穴，力度适中，可不出痧。

中脘 和胃健脾、降逆利水

刮痧次数
30次

定位 位于上腹部，前正中线上，当脐中上4寸。

刮痧方法 用角刮法自上而下轻刮中脘穴，以出痧为度。

阳陵泉 疏肝解郁

刮痧次数
30次

定位 位于小腿外侧，当腓骨头前下方凹陷处。

刮痧方法 用面刮法自上而下刮拭阳陵泉穴，至皮肤出痧为止。

三阴交 健脾胃、益肝肾

刮痧次数
30次

定位 位于小腿内侧，当足内踝尖上3寸，胫骨内侧缘后方。

刮痧方法 用面刮法从上往下刮拭三阴交穴，以潮红出痧为度。

不孕症

两性
病症

刮痧
方法

疾病概述：不孕症是指夫妇同居而未避孕，经过较长时间不怀孕的病症。临床上分原发性不孕和继发性不孕两种。不孕可由很多因素引起，如多次流产、妇科疾病、精神紧张和不当减肥等。

基础取穴：关元、气海、子宫、地机、三阴交。

随症配穴：心慌、胸闷者加刮心俞；月经不调者加刮血海；白带异常者加刮带脉。

关元　固本培元、导赤通淋

刮痧次数
30次

定位

位于下腹部，前正中线上，当脐中下3寸。

刮痧方法

用面刮法刮拭，力度由轻加重，以潮红发热为度。

气海　益气助阳、调经固经

刮痧次数
30次

定位

位于下腹部，前正中线上，当脐中下1.5寸。

刮痧方法

用面刮法刮拭，力度由轻加重，以潮红发热为度。

子宫 调经止带

定位 | 位于下腹部，当脐下4寸，距前正中线3寸。

刮痧次数
20次

刮痧方法 | 用角刮法刮拭，以顺时针方向旋动刮痧板，力度轻柔。

地机 健脾渗湿、调经止带

定位 | 位于内踝尖与阴陵泉穴的连线上，阴陵泉穴下3寸。

刮痧次数
30次

刮痧方法 | 用面刮法从上至下刮拭地机穴，至不再出现新痧为止。

三阴交 健脾胃、益肝肾

定位 | 位于小腿内侧，当足内踝尖上3寸，胫骨内侧缘后方。

刮痧次数
30次

刮痧方法 | 用面刮法从上至下刮拭三阴交穴，以潮红出痧为度。

产后腹痛

两性病症

刮痧方法

疾病概述： 产后腹痛是指女性分娩以后以下腹部疼痛为主的症状，是属于分娩后的一种正常现象，一般疼痛持续2～3天，而后自然消失，多则一周以内消失。产后腹痛以小腹部疼痛最为常见。

基础取穴： 关元、气海、子宫、足三里、三阴交。

随症配穴： 四肢不温者加刮命门；胸胁胀痛者加刮肝俞；指甲不荣者加刮血海。

关元 固本培元、导赤通淋

刮痧次数
30次

定位

位于下腹部，前正中线上，当脐中下3寸。

刮痧方法

用面刮法刮拭，力度由轻加重，以潮红发热为度。

气海 益气助阳、调经固经

刮痧次数
30次

定位

位于下腹部，前正中线上，当脐中下1.5寸。

刮痧方法

用面刮法刮拭，力度由轻加重，以潮红发热为度。

子宫 调经止带

定位 | 位于下腹部，当脐下4寸，距前正中线3寸。

刮痧次数
20次

刮痧方法 | 用角刮法刮拭，以顺时针方向旋动刮痧板，力度轻柔。

足三里 调理气血

定位 | 位于小腿前外侧，犊鼻下3寸，距胫骨前缘一横指（中指）。

刮痧次数
30次

刮痧方法 | 用刮痧板角部从上往下刮拭，力度略重，可不出痧。

三阴交 健脾胃、益肝肾

定位 | 位于小腿内侧，当足内踝尖上3寸，胫骨内侧缘后方。

刮痧次数
30次

刮痧方法 | 用刮痧板侧边刮拭三阴交穴，以潮红出痧为度。

产后缺乳

两性病症

刮痧方法

疾病概述：产后缺乳是指产后乳汁分泌量少，不能满足婴儿的需要。乳汁的分泌量与乳母的精神状态、情绪和营养状况、休息都有关联。中医认为本病多因素体虚弱，或情志失调、气机不畅、乳汁壅滞不行所致。

基础取穴：乳根、膻中、少泽、合谷、三阴交。

随症配穴：胸胁胀痛者加刮肝俞；食欲缺乏者加刮脾俞；下腹坠胀者加刮气海。

乳根　燥化脾湿

刮痧次数 30次

定位

位于胸部，当乳头直下，乳房根部，第五肋间隙，距前正中线4寸。

刮痧方法

用角刮法刮拭乳根穴，力度轻柔，以患者能忍受为度。

膻中　理气止痛、生津增液

刮痧次数 30次

定位

位于胸部，当前正中线上，平第四肋间，两乳头连线的中点。

刮痧方法

用角刮法从上到下刮拭膻中穴，力度适中，可不出痧。

少泽 清热利咽、通乳开窍

刮痧次数
30次

定位 | 位于手小指末节尺侧，距指甲角0.1寸（指寸）。

刮痧方法 | 用刮痧板角部刮拭少泽穴，以有酸麻胀痛感为佳。

合谷 镇静止痛、通经活络

刮痧次数
30次

定位 | 位于手背第一、第二掌骨之间，约当第二掌骨之中点。

刮痧方法 | 用刮痧板角部刮拭合谷穴，力度适中，可不出痧。

三阴交 健脾胃、益肝肾

刮痧次数
30次

定位 | 位于小腿内侧，当足内踝尖上3寸，胫骨内侧缘后方。

刮痧方法 | 用角刮法刮拭三阴交穴，以潮红出痧为度。

134

更年期综合征

两性病症

刮痧方法

疾病概述： 更年期综合征是由雌激素水平下降而引起的一系列症状。更年期妇女由于卵巢功能减退，垂体功能亢进，分泌过多的促性腺激素，引起自主神经功能紊乱，从而出现一系列程度不同的症状。

基础取穴： 关元、气海、肾俞、足三里、三阴交。

随症配穴： 胸胁胀痛者加刮肝俞；食欲缺乏者加刮脾俞；心烦不寐者加刮内关。

关元　固本培元、导赤通淋

刮痧次数
30次

定位
位于下腹部，前正中线上，当脐中下3寸。

刮痧方法
用面刮法刮拭，力度由轻加重，以潮红发热为度。

气海　益气助阳、调经固经

刮痧次数
30次

定位
位于下腹部，前正中线上，当脐中下1.5寸。

刮痧方法
用面刮法刮拭，力度由轻加重，以潮红发热为度。

肾俞 益肾助阳

刮痧次数
30次

定位 | 位于腰部，当第二腰椎棘突下，旁开1.5寸。

刮痧方法 | 用刮痧板侧边由轻至重地刮拭，至皮肤潮红发热即可。

足三里 调理气血

刮痧次数
30次

定位 | 位于小腿前外侧，犊鼻下3寸，距胫骨前缘一横指（中指）。

刮痧方法 | 用刮痧板角部从上往下刮拭，力度略重，可不出痧。

三阴交 健脾胃、调经带

刮痧次数
30次

定位 | 位于小腿内侧，当足内踝尖上3寸，胫骨内侧缘后方。

刮痧方法 | 用刮痧板侧边刮拭三阴交穴，以潮红出痧为度。

慢性肾炎

两性病症

刮痧方法

疾病概述：慢性肾炎是一种以慢性肾小球病变为主的肾小球疾病，也是一种常见的慢性肾脏疾病。此病潜伏时间长，病情发展缓慢。慢性肾炎的症状各异，大部分患者，有明显血尿、水肿，并伴有乏力等病症。

基础取穴：水分、中极、命门、三焦俞、膀胱俞。

随症配穴：腰膝无力者加刮肾俞；小便不利者加刮八髎；食欲不佳、腹胀者加刮脾俞。

水分　渗湿利水

定位

位于上腹部，前正中线上，当脐中上1寸。

刮痧次数
30次

刮痧方法

用刮痧板角部刮拭水分穴，力度适中，以皮肤出现潮红为度。

中极　益肾兴阳、调经固经

定位

位于下腹部，前正中线上，当脐中下4寸。

刮痧次数
30次

刮痧方法

用角刮法刮拭，力度微重，以皮肤出现潮红为度。

命门 补肾壮阳、利水消肿

刮痧次数
30次

定位 位于腰部，当后正中线上，第二腰椎棘突下凹陷中。

刮痧方法 用角刮法刮拭命门穴，力度轻柔，以皮肤潮红为度。

三焦俞 通调水道

刮痧次数
30次

定位 位于腰部，当第一腰椎棘突下，旁开1.5寸。

刮痧方法 用面刮法刮拭三焦俞穴，至出现痧斑、痧痕为止。

膀胱俞 清热利湿

刮痧次数
30次

定位 位于骶部，当骶正中嵴旁开1.5寸，平第二骶后孔。

刮痧方法 用角刮法从上往下刮拭膀胱俞穴，力度适中，以出痧为度。

138

肾结石

刮痧方法

疾病概述： 肾结石是指发生于肾盏、肾盂及肾盂与输尿管连接部的结石。多数位于肾盂，肾实质结石少见。肾是泌尿系形成结石的主要部位，其他任何部位的结石都可以原发于肾脏，通常伴有阵发性或持续性疼痛。

基础取穴： 气海俞、足三里、三阴交、肾俞、命门。

随症配穴： 小便不利者加刮八髎；耳鸣者加刮太溪；水肿者加刮复溜。

气海俞 益肾壮阳

定位
位于腰部，当第三腰椎棘突下，旁开1.5寸。

刮痧时间
1～3分钟

刮痧方法
用刮痧板边缘从上向下刮拭气海俞穴，力度适中，以出痧为度。

足三里 扶正培元

定位
位于小腿前外侧犊鼻下3寸，距胫骨前缘一横指（中指）。

刮痧时间
1～3分钟

刮痧方法
用刮痧板边缘刮拭足三里穴，力度适中，以出痧为度。

三阴交 健脾胃、益肝肾

刮痧时间
1～3分钟

定位 | 位于小腿内侧，当足内踝尖上3寸，胫骨内侧缘后方。

刮痧方法 | 用刮痧板角部刮拭三阴交穴，力度稍轻，可不出痧。

肾俞 益肾助阳

刮痧时间
1～3分钟

定位 | 位于腰部，当第二腰椎棘突下，旁开1.5寸。

刮痧方法 | 用刮痧板侧边由轻至重地刮拭，至皮肤潮红发热即可。

命门 补肾壮阳、利水消肿

刮痧时间
1～3分钟

定位 | 位于腰部，当后正中线上，第二腰椎棘突下凹陷中。

刮痧方法 | 用角刮法刮拭命门穴，力度轻柔，以皮肤潮红为度。

前列腺炎

两性病症

刮痧方法

疾病概述： 前列腺炎是成年男性常见病之一，是由多种复杂原因引起的前列腺炎症。前列腺炎的临床表现多样化，尿道刺激症状和慢性盆腔疼痛为其主要表现。其中尿道症状为尿急、尿频等症状。

基础取穴： 关元、气海、肾俞、命门、三阴交。

随症配穴： 尿赤者加刮曲泉；水肿者加刮复溜；腹胀满者加刮脾俞。

关元 固本培元、导赤通淋

刮痧次数 30次

定位
位于下腹部，前正中线上，当脐中下3寸。

刮痧方法
用面刮法刮拭，力度由轻加重，以潮红发热为度。

气海 益气助阳、调经固经

刮痧次数 30次

定位
位于下腹部，前正中线上，当脐中下1.5寸。

刮痧方法
用面刮法刮拭，力度由轻加重，以潮红发热为度。

肾俞 益肾助阳

刮痧次数
30次

定位 | 位于腰部，当第二腰椎棘突下，旁开1.5寸。

刮痧方法 | 用刮痧板侧边由轻至重地刮拭，至皮肤潮红发热即可。

命门 补肾壮阳、利水消肿

刮痧次数
30次

定位 | 位于腰部，当后正中线上，第二腰椎棘突下凹陷中。

刮痧方法 | 用刮痧板侧边由轻至重刮拭命门穴，以皮肤潮红发热即可。

三阴交 健脾胃、益肝肾

刮痧次数
30次

定位 | 位于小腿内侧，当足内踝尖上3寸，胫骨内侧缘后方。

刮痧方法 | 涂抹经络油，用角刮法刮拭三阴交穴，以潮红出痧为度。

膀胱炎

疾病概述： 膀胱炎是泌尿系统最常见的疾病，大多是由于细菌感染所引起，过于劳累、受凉、长时间憋尿、性生活不洁也容易发病。初起表现症状轻微，仅有膀胱刺激症状，如尿频、尿急等，经治疗会很快痊愈。

基础取穴： 气海、水道。

随症配穴： 小便不利、水肿者加刮三焦俞；小腹胀痛者加刮归来；尿痛者加刮中极。

气海　益气助阳、调经固经

刮痧次数
30次

定位
位于下腹部，前正中线上，当脐中下1.5寸。

刮痧方法
用面刮法刮拭气海穴，力度微重，以潮红发热为度。

水道　通调水道、理气止痛

刮痧次数
30次

定位
位于下腹部，当脐中下3寸，距前正中线2寸。

刮痧方法
用刮痧板角部刮拭水道穴，由上到下，可不出痧。

阴陵泉 清利湿热

定位

位于小腿内侧，胫骨内侧髁后下方凹陷处。

刮痧方法

刮痧次数
30次

用面刮法刮拭阴陵泉穴，力度适中，以出痧为度。

命门 补肾壮阳、利水消肿

定位

位于腰部，当后正中线上，第二腰椎棘突下凹陷中。

刮痧方法

刮痧次数
30次

用刮痧板侧边由轻到重刮拭，以皮肤潮红发热为度。

阴囊潮湿

两性病症

刮痧方法

疾病概述：阴囊潮湿是指由于脾虚、肾虚、对药物有变态反应、缺乏维生素、真菌滋生等原因引起的男性特有的皮肤病。中医认为风邪、湿邪、热邪、血虚、虫淫等为致病的主要原因。

基础取穴：阴陵泉、命门。

随症配穴：尿赤、尿痛者加刮关元；腰膝酸软者加刮肾俞。

尿道炎

疾病概述：尿道炎是由于尿道损伤、尿道内异物、尿道梗阻、邻近器官出现炎症或性生活不洁等原因引起的尿道细菌炎症。患有尿道炎的人常会有尿频、尿急、排尿时有烧灼感以至排尿困难症状。

基础取穴：肾俞、次髎、中极、水道、膀胱俞。

随症配穴：小便不利者加刮三焦俞；尿赤者加刮曲泉；小腹胀痛者加刮归来。

肾俞　益肾助阳

刮痧次数
30次

定位

位于腰部，当第二腰椎棘突下，旁开1.5寸。

刮痧方法

用面刮法由上至下刮拭肾俞穴，以皮肤出现红晕为度。

次髎　调理下焦、强腰利膝

刮痧次数
30次

定位

位于骶部，当髂后上棘内下方，适对第二骶后孔处。

刮痧方法

用角刮法刮拭次髎穴，由上至下刮拭，以出痧为度。

中极 益肾兴阳、调理下焦

刮痧次数
30次

| **定位** | 位于下腹部，前正中线上，当脐中下4寸。 | **刮痧方法** | 用角刮法由上至下刮拭中极穴，可不出痧。 |

水道 通调水道、利尿通淋

刮痧次数
30次

| **定位** | 位于下腹部，当脐中下3寸，距前正中线2寸。 | **刮痧方法** | 用刮痧板角部刮拭水道穴，由上到下，可不出痧。 |

膀胱俞 清热利湿

刮痧次数
30次

| **定位** | 位于骶部，当骶正中嵴旁开1.5寸，平第二骶后孔。 | **刮痧方法** | 用面刮法从上往下刮拭膀胱俞穴，力度适中，以出痧为度。 |

尿潴留

两性
病症

刮痧
方法

疾病概述：尿潴留是指膀胱内积有大量尿液而不能排出的疾病，分为急性尿潴留和慢性尿潴留。常表现为急性发生的膀胱胀满而无法排尿，常常是有明显尿意而不能排出引起疼痛，使患者焦虑不适。

基础取穴：关元、阴陵泉、三阴交、膀胱俞、八髎。

随症配穴：腰膝酸软者加刮肾俞；四肢不温者加刮命门；腰脊痛者加刮胞肓。

关元　固本培元、导赤通淋

刮痧次数
30次

定位
位于下腹部，前正中线上，当脐中下3寸。

刮痧方法
用刮痧板角部刮拭关元穴，力度逐渐加重，可不出痧。

阴陵泉　清利湿热

刮痧次数
30次

定位
位于小腿内侧，当胫骨内侧髁后下方凹陷处。

刮痧方法
用刮痧板厚边刮拭阴陵泉穴，刮到不再出现新痧为止。

三阴交 健脾胃、益肝肾

刮痧次数
30次

定位 | 位于小腿内侧，当足内踝尖上3寸，胫骨内侧缘后方。

刮痧方法 | 用刮痧板厚边刮拭三阴交穴，刮到不再出现新痧为止。

膀胱俞 清热利湿

刮痧次数
30次

定位 | 位于骶部，当骶正中嵴旁开1.5寸，平第二骶后孔。

刮痧方法 | 用面刮法从上往下刮拭膀胱俞穴，力度适中，以出痧为度。

八髎 调理下焦、强腰利膝

刮痧次数
30次

定位 | 位于腰骶孔处，实为上髎、次髎、中髎、下髎，左右共八个。

刮痧方法 | 用刮痧板角部刮拭骶部，力度轻柔，以皮肤潮红为宜。

遗精

疾病概述： 遗精是指无性交而精液自行外泄的一种男性疾病。睡眠时精液外泄者为梦遗，清醒时精液外泄者为滑精，包括梦遗和滑精都属于遗精。如果每周数次或每日数次，并伴有心慌、气喘，则属于病理性遗精。

基础取穴： 关元、气海、肾俞、太溪、三阴交。

随症配穴： 四肢不温者加刮命门；泄泻、便秘者加刮长强；眩晕者加刮百会。

关元　固本培元、导赤通淋

定位
位于下腹部，前正中线上，当脐中下3寸。

刮痧次数
30次

刮痧方法
用角刮法刮拭，力度由轻加重，以潮红发热为度。

气海　益气助阳

定位
位于下腹部，前正中线上，当脐中下1.5寸。

刮痧次数
30次

刮痧方法
用面刮法刮拭，力度由轻加重，以潮红发热为度。

肾俞 益肾助阳

刮痧次数
30次

定位 位于腰部，当第二腰椎棘突下，旁开1.5寸。

刮痧方法 用刮痧板侧边由轻至重地刮拭，至皮肤潮红发热即可。

太溪 壮阳固肾

刮痧次数
30次

定位 位于足内侧，内踝后方，当内踝尖与跟腱之间的凹陷处。

刮痧方法 用刮痧板角部刮拭太溪穴，至皮肤潮红即可。

三阴交 健脾胃、益肝肾

刮痧次数
30次

定位 位于小腿内侧，当足内踝尖上3寸，胫骨内侧缘后方。

刮痧方法 用刮痧板角部刮拭三阴交穴，以潮红出痧为度。

阳痿

两性病症

刮痧方法

疾病概述： 阳痿即勃起功能障碍，是指在企图性交时，阴茎勃起硬度不足以插入阴道，或阴茎勃起硬度维持时间不足于完成满意的性生活。男性勃起是一个复杂的过程，与大脑、激素、情感等都有关联。

基础取穴： 关元、气海。

随症配穴： 四肢不温、乏力者加刮命门；下肢痹痛者加刮蠡沟；腹痛、尿赤者加刮曲泉。

关元 固本培元、导赤通淋

定位

位于下腹部，前正中线上，当脐中下3寸。

刮痧次数 30次

刮痧方法

用角刮法刮拭，力度由轻加重，以潮红发热为度。

气海 益气助阳

定位

位于下腹部，前正中线上，当脐中下1.5寸。

刮痧次数 30次

刮痧方法

用面刮法刮拭，力度由轻加重，以潮红发热为度。

茁壮成长，
"刮"走小儿不适

孩子健康成长是对父母最大的奖励，不过对小儿而言，其还处于生长期，免疫系统还没有成熟，小儿很容易生病，而且，小儿都非常害怕打针吃药。刮痧理疗方法能够舒筋活血，滑利关节，矫正错位，畅通经络，改善局部软组织的状况。经络疏通了，小儿的很多病症也就随之减轻或者消失了。刮痧理疗方法，帮助父母用双手为孩子撑起一把保护伞。

小儿感冒

疾病概述： 小儿感冒即为小儿上呼吸道急性感染，简称上感。大部分患儿感冒是以病毒入侵为主，此外也可能是支原体或细菌感染。小儿感冒分为风寒感冒和风热感冒。

基础取穴： 风池、大椎、肺俞、曲池、合谷。

随症配穴： 鼻塞、流涕加刮迎香；哭闹不安着加刮内关；烦闷呕吐者加刮尺泽。

风池　平肝熄风、通利官窍

刮痧次数 20次

定位
位于项部，当枕骨之下，与风府相平，胸锁乳突肌与斜方肌上端之间的凹陷处。

刮痧方法
用角刮法刮拭风池穴，病情重者力度稍重，病情轻者力度宜轻。

大椎　清热解表、截疟止痫

刮痧次数 20次

定位
位于后正中线上，第七颈椎棘突下凹陷中。

刮痧方法
用点刮法刮拭大椎穴，力度由轻渐重，以皮肤潮红发热为度。

肺俞 缓急止痛、止咳平喘

定位 | 位于背部，当第三胸椎棘突下，旁开1.5寸。

刮痧方法 | 用刮痧板由上向下刮拭肺俞穴，用力轻柔，不可过量。

曲池 清热和营、降逆活络

定位 | 位于肘横纹头外端凹陷处，尺泽与肱骨外上髁连线中点。

刮痧方法 | 用刮痧板侧边从上往下刮拭曲池穴，可不出痧。

合谷 镇静止痛、通经活络

定位 | 位于手背第一、第二掌骨之间，约当第二掌骨之中点。

刮痧方法 | 用刮痧板角部刮拭合谷穴，力度适中，可不出痧。

小儿咳嗽

疾病概述： 小儿咳嗽是小儿呼吸系统疾病之一。当呼吸道有异物或受到变应性因素的刺激时，就会引起咳嗽。中医认为，因外感六淫之邪多从肺脏侵袭人体，致肺失宣降，肺气上逆则发为咳嗽。

基础取穴： 列缺、少商、肺俞、孔最、天突。

随症配穴： 咳嗽、胸闷者加刮膻中；气喘、胸痛者加刮中府；声音嘶哑者加刮人迎。

列缺　止咳平喘、通经活络

定位

位于前臂桡侧缘，桡骨茎突上方，腕横纹上1.5寸。

刮痧次数
15次

刮痧方法

用刮痧板侧边刮拭列缺穴，以皮肤潮红发热为度。

少商　清热止痛、解表退热

定位

位于手拇指末节桡侧，距指甲角0.1寸（指寸）。

刮痧次数
15次

刮痧方法

用角刮法刮拭少商穴，以皮肤潮红发热为度。

肺俞　缓急止痛、止咳平喘

刮痧次数
15次

定位 | 位于背部，当第三胸椎棘突下，旁开1.5寸。

刮痧方法 | 用刮痧板由上向下刮拭肺俞穴，用力轻柔，不可过量。

孔最　清热止血、润肺理气

刮痧次数
15次

定位 | 位于前臂掌面桡侧，当尺泽与太渊连线上，腕横纹上7寸。

刮痧方法 | 用刮痧板厚边棱角面侧刮拭孔最穴，以出痧为度。

天突　理气平喘

刮痧次数
15次

定位 | 位于颈部，当前正中线上，胸骨上窝中央。

刮痧方法 | 用刮痧板角部刮拭天突穴，力度微重，以出痧为度。

小儿发热

疾病概述： 小儿体温超过37.3℃即为发热。临床一般伴有面赤唇红、烦躁不安、大便干燥。小儿正常体温是36～37.3℃，若体温高、发热持续时间过长，应及早就医，细心护理。

基础取穴： 风池、大椎、复溜、曲池、合谷。

随症配穴： 咳嗽、咳痰者加刮肺俞；咽喉肿痛者加刮少商；躁动不宁者加刮内关。

风池　平肝熄风、通利官窍

刮痧次数
20次

定位

位于项部，当枕骨之下，与风府相平，胸锁乳突肌与斜方肌上端之间的凹陷处。

刮痧方法

用角刮法刮拭风池穴，病情重者力度稍重，病情轻者力度宜轻。

大椎　清热解表、截疟止痛

刮痧次数
20次

定位

位于后正中线上，第七颈椎棘突下凹陷中。

刮痧方法

用点刮法刮拭大椎穴，力度由轻渐重，以皮肤潮红出痧为度。

复溜 补肾益阴

刮痧次数
20次

定位 | 位于小腿内侧，太溪直上2寸，跟腱的前方。

刮痧方法 | 用刮痧板角部重刮复溜穴，至皮下出现紫色痧斑、痧痕为止。

曲池 清热和营、降逆活络

刮痧次数
20次

定位 | 位于肘横纹头外端凹陷处，尺泽与肱骨外上髁连线中点。

刮痧方法 | 用刮痧板角部从上往下刮拭曲池穴，可不出痧。

合谷 镇静止痛、通经活络

刮痧次数
20次

定位 | 位于手背第一、第二掌骨之间，约当第二掌骨之中点。

刮痧方法 | 用刮痧板角部刮拭合谷穴，力度适中，可不出痧。

小儿扁桃体炎

小儿病症

刮痧方法

疾病概述：小儿扁桃体炎是一种小儿常见病，4～6岁的小儿发病率较高。当扁桃体吸入的病原微生物数量较多或毒力较强时，就会引起相应的临床症状，发生炎症，出现红肿、疼痛，并伴有头痛、咽痛等症状。

基础取穴：廉泉、天突、太溪、曲池、合谷。

随症配穴：躁动不宁者加刮心俞；咽喉肿痛者加刮少商；声音嘶哑者加刮人迎。

廉泉 利喉舒舌、消肿止痛

定位
位于颈部，当前正中线上，结喉上方，舌骨上缘凹陷位置。

刮痧次数
20次

刮痧方法
用刮痧板角部刮拭，力度微重，以皮肤发红为度。

天突 理气平喘

定位
位于颈部，当前正中线上，胸骨上窝中央。

刮痧次数
20次

刮痧方法
用刮痧板角部刮拭天突穴，力度微重，以出痧为度。

太溪 清热生气

刮痧次数
20次

定位 | 位于足内侧，内踝后方，当内踝尖与跟腱之间的凹陷处。

刮痧方法 | 用刮痧板角部重刮，至皮肤下面出现紫色痧斑、痧痕为止。

曲池 清热和营、降逆活络

刮痧次数
20次

定位 | 位于肘横纹头外端凹陷处，尺泽与肱骨外上髁连线中点。

刮痧方法 | 用刮痧板侧边从上往下刮拭曲池穴，可不出痧。

合谷 镇静止痛、通经活络

刮痧次数
20次

定位 | 位于手背第一、第二掌骨之间，约当第二掌骨之中点。

刮痧方法 | 用刮痧板角部刮拭合谷穴，力度适中，可不出痧。

小儿流涎

小儿病症

刮痧方法

疾病概述： 小儿流涎症，即『流口水』，是一种唾液增多的病症。多见于6个月至一岁半的小儿。病理因素常见于口腔和咽部黏膜炎症、脑炎后遗症等所致的唾液分泌过多、吞咽不利。

基础取穴： 足三里、三阴交、脾俞、胃俞、地仓。

随症配穴： 颊肿、齿痛者加刮颊车；腹胀、嗳气者加刮板门；消化不良者加刮中脘。

足三里 健脾和胃

定位

位于小腿前外侧，当犊鼻下3寸，距胫骨前缘一横指（中指）。

刮痧方法

刮痧次数 20次

用刮痧板侧边刮拭足三里穴，至皮肤潮红发热即可。

三阴交 健脾胃、益肝肾

定位

位于小腿内侧，当足内踝尖上3寸，胫骨内侧缘后方。

刮痧方法

刮痧次数 20次

用刮痧板侧边刮拭三阴交穴，至皮肤潮红发热即可。

脾俞 健脾和胃

定位 位于背部，当第十一胸椎棘突下，旁开1.5寸。

刮痧方法 用刮痧板侧边从上往下刮拭脾俞穴，以皮肤潮红发热为度。

刮痧次数 20次

胃俞 健脾和胃、宽中降逆

刮痧次数 20次

定位 位于背部，当第十二胸椎棘突下，旁开1.5寸。

刮痧方法 用刮痧板侧边从上往下刮拭胃俞穴，以皮肤潮红发热为度。

地仓 健脾益胃、舒筋活络

刮痧次数 20次

定位 位于面部，当口角外侧，上直对瞳孔处。

刮痧方法 用刮痧板角部刮拭，力度略轻，以皮肤表面出现潮红为度。

小儿咽炎

小儿病症

刮痧方法

疾病概述： 小儿咽炎是指小儿因咽部黏膜、黏膜下组织和淋巴组织病变所产生的感染，通常于患儿免疫力下降时，病原微生物趁虚而入引发咽炎。营养不良、经常接触高温、有害刺激气体容易引起慢性咽炎的发生。

基础取穴： 缺盆、风府。

随症配穴： 咽喉肿痛者加刮少商；声音嘶哑者加刮人迎；烦躁不安者加刮心俞。

缺盆 宽胸利膈、止咳平喘

刮痧次数
20次

定位

位于锁骨上窝中央，距前正中线4寸。

刮痧方法

用刮痧板角部重刮缺盆穴，至皮肤发热、发红即可。

风府 散风熄风、通关开窍

刮痧次数
20次

定位

位于项部，后发际正中直上1寸，枕外隆凸直下，两侧斜方肌之间凹陷中点处。

刮痧方法

用刮痧板角部重刮风府穴，以头皮发热为度。

小儿口疮

疾病概述： 口腔溃疡又称『口疮』，不讲卫生、饮食不当、消化不良、郁闷不乐等情况均能引发。常见症状有：在小儿口腔内唇、舌、颊黏膜、齿龈、硬腭等处出现白色或淡黄色大小不等的溃烂点。

基础取穴： 廉泉、颊车。

随症配穴： 食欲缺乏者，身体消瘦者加刮足三里；咽喉肿痛者加刮少商；流涎者加刮地仓。

廉泉 利喉舒舌、消肿止痛

定位
位于颈部，前正中线上，结喉上方，舌骨上缘凹陷处。

刮痧次数
20次

刮痧方法
用刮痧板角部刮拭廉泉穴，以潮红发热为度。

颊车 祛风清热、开关通络

定位
位于面颊部，下颌角前上方约一横指（中指）处。

刮痧次数
20次

刮痧方法
用刮痧板角部从颊车穴向后刮至耳垂下方，以潮红发热为度。

小儿惊风

小儿
病症

刮痧
方法

疾病概述： 小儿惊风又称『小儿惊厥』，其临床症状多以抽搐伴高热、昏迷为主。常见于5岁以下的小儿，年龄越小，发病率越高。但凡发病往往比较凶险，变化快，威胁生命，应及时就医。

基础取穴： 百会、合谷、太冲、大椎、肝俞。

随症配穴： 痰多色黄者加刮丰隆；头痛者加刮印堂；牙关紧闭者加刮下关。

百会　熄风醒脑、升阳固脱

刮痧时间
1～3分钟

定位
位于头部，前发际处正中直上5寸，或两耳尖连线的中点处。

刮痧方法
用刮痧板侧边刮拭，并向穴位四周呈放射性刮拭。

合谷　镇静止痛、通经活络

刮痧时间
1～3分钟

定位
位于手背第一、第二掌骨之间，约当第二掌骨之中点。

刮痧方法
用刮痧板角部刮拭合谷穴，力度适中，可不出痧。

太冲 疏肝养血、清利下焦

刮痧时间
1～3分钟

定位 位于足背侧，当第一跖骨间隙的后方凹陷处。

刮痧方法 用刮痧板角部刮拭太冲穴，力度适中，刮至皮肤潮红即可。

大椎 清热解表、截疟止痫

刮痧时间
1～3分钟

定位 位于后正中线上，第七颈椎棘突下凹陷中。

刮痧方法 用点刮法刮拭，力度由轻渐重，以皮肤潮红出痧为度。

肝俞 疏肝利胆、降火止痉

刮痧时间
1～3分钟

定位 位于背部，当第九胸椎棘突下，旁开1.5寸。

刮痧方法 用刮痧板侧边由轻至重地刮拭，以皮肤潮红出痧为度。

小儿厌食

疾病概述： 小儿厌食症表现为小儿长时间食欲减退或消失，以进食量减少为其主要特征，是一种慢性消化性功能紊乱综合征。常见于1～6岁的小儿，因不喜进食很容易导致小儿营养不良、免疫力低下等病症。

基础取穴： 中脘、足三里、三阴交、脾俞、胃俞。

随症配穴： 腹痛、腹泻者加刮大肠俞，烦躁不安者加刮心俞，痰多者加刮丰隆。

中脘　和胃健脾、降逆利水

刮痧次数
20次

定位
位于上腹部，前正中线上，当脐中上4寸。

刮痧方法
用刮痧板角部刮拭中脘穴，可不出痧，以皮肤表面出现潮红为度。

足三里　健脾和胃

刮痧次数
20次

定位
位于小腿前外侧，当犊鼻下3寸，距胫骨前缘一横指（中指）。

刮痧方法
用刮痧板角部从上往下刮拭足三里穴，力度略重，可不出痧。

三阴交 健脾胃、益肝肾

刮痧次数
20次

定位 | 位于小腿内侧，当足内踝尖上3寸，胫骨内侧缘后方。

刮痧方法 | 用刮痧板侧边刮拭三阴交穴，至皮肤潮红发热即可。

脾俞 健脾和胃

刮痧次数
20次

定位 | 位于背部，当第十一胸椎棘突下，旁开1.5寸。

刮痧方法 | 用刮痧板侧边从上往下刮拭脾俞穴，以皮肤潮红发热为度。

胃俞 健脾和胃、宽中降逆

刮痧次数
20次

定位 | 位于背部，当第十二胸椎棘突下，旁开1.5寸。

刮痧方法 | 用刮痧板侧边从上往下刮拭胃俞穴，以皮肤潮红发热为度。

小儿消化不良

疾病概述： 小儿消化不良是由饮食不当或非感染引起的小儿肠胃疾患。在临床上有以下症状：餐后饱胀，进食量少，偶有呕吐、哭闹不安等。这些症状都会影响患儿进食，发生营养不良概率较高，影响小儿生长发育。

基础取穴： 中脘、足三里、梁丘、脾俞、胃俞。

随症配穴： 哭闹不安者加刮心俞；腹胀、呕吐者加刮天枢；腹泻者加刮大肠俞。

中脘 和胃健脾、降逆利水

定位

位于上腹部，前正中线上，当脐中上4寸。

刮痧次数
20次

刮痧方法

用刮痧板角部刮拭中脘穴，可不出痧，以皮肤表面出现潮红为度。

足三里 健脾和胃

定位

位于小腿前外侧，当犊鼻下3寸，距胫骨前缘一横指（中指）。

刮痧次数
20次

刮痧方法

用刮痧板侧边从上往下刮拭足三里穴，力度略重，可不出痧。

梁丘 理气和胃、通经活络

刮痧次数
20次

定位 | 位于髂前上棘与髌底外侧端的连线上，髌底上2寸。

刮痧方法 | 用刮痧板侧边从上往下刮拭梁丘穴，至潮红发热即可。

脾俞 健脾和胃

刮痧次数
20次

定位 | 位于背部，当第十一胸椎棘突下，旁开1.5寸。

刮痧方法 | 用刮痧板侧边从上往下刮拭脾俞穴，以皮肤潮红发热为度。

胃俞 健脾和胃、宽中降逆

刮痧次数
20次

定位 | 位于背部，当第十二胸椎棘突下，旁开1.5寸。

刮痧方法 | 用刮痧板侧边从上往下刮拭胃俞穴，以皮肤潮红发热为度。

小儿腹泻

小儿病症

刮痧方法

疾病概述：小儿腹泻多见于2岁以下的婴幼儿，以大便次数增多、腹胀肠鸣，粪便酸腐臭秽，或粪质稀薄、水分增多及出现黏液等为其主要临床表现。严重者可导致身体脱水、电解质紊乱等现象，更甚者可危及生命。

基础取穴：天枢、足三里、上巨虚、脾俞、胃俞。

随症配穴：面色青白者加刮命门；烦躁不安者加刮心俞；呕吐者加刮合谷。

天枢　调中和胃、理气健脾

刮痧次数 20次

定位
位于脐中旁开2寸位置。

刮痧方法
用刮痧板角部从上往下刮拭两侧，以皮肤出痧为度。

足三里　健脾和胃

刮痧次数 20次

定位
位于小腿前外侧，当犊鼻下3寸，距胫骨前缘一横指（中指）。

刮痧方法
用刮痧板侧边从上往下刮拭足三里穴，力度略重，可不出痧。

上巨虚 调和肠胃

刮痧次数
20次

定位 位于小腿前外侧，犊鼻下6寸，距胫骨前缘一横指（中指）。

刮痧方法 用刮痧板角部刮拭上巨虚穴，力度适中，以潮红出痧为度。

脾俞 健脾和胃

刮痧次数
20次

定位 位于背部，当第十一胸椎棘突下，旁开1.5寸。

刮痧方法 用刮痧板侧边从上往下刮拭脾俞穴，以皮肤潮红发热为度。

胃俞 健脾和胃、宽中降逆

刮痧次数
20次

定位 位于背部，当第十二胸椎棘突下，旁开1.5寸。

刮痧方法 用刮痧板侧边从上往下刮拭胃俞穴，以皮肤潮红发热为度。

小儿多动症

小儿病症

刮痧方法

疾病概述：小儿多动症是儿童时期最常见的行为障碍，通常于6岁前起病，很多患儿症状可持续到青春期，主要临床表现为注意力不集中、不适当地奔跑、爬上爬下或小动作不断、情绪激动、反应迟钝等。

基础取穴：百会、风府、曲池、天柱、内关。

随症配穴：烦躁不安者加刮心俞；五心烦热者加刮肾俞；动作笨拙者加刮四神聪。

百会 熄风醒脑、升阳固脱

定位

位于头部，前发际正中直上5寸，或两耳尖连线的中点。

刮痧时间
1～3分钟

刮痧方法

用刮痧板侧边刮拭百会，并向穴位四周呈放射性刮拭。

风府 散风熄风、通关开窍

定位

位于项部，当后发际正中直上1寸，两侧斜方肌之间凹陷中。

刮痧时间
1～3分钟

刮痧方法

用角刮法刮拭风府穴，以皮肤出现红晕为度。

曲池 清热和营、降逆活络

刮痧时间
1～3分钟

定位 | 位于肘横纹头外端凹陷处，尺泽与肱骨外上髁连线中点。

刮痧方法 | 用刮痧板侧边从上往下刮拭曲池穴，可不出痧。

天柱 化气壮阳

刮痧时间
1～3分钟

定位 | 位于后头骨正下方凹陷处，后发际正中旁开1.3寸。

刮痧方法 | 用角刮法刮拭，力度由轻到重，至皮肤潮红发热为度。

内关 宁心安神、理气止痛

刮痧时间
1～3分钟

定位 | 位于曲泽与大陵的连线上，腕横纹上2寸。

刮痧方法 | 用角刮法从上向下刮拭内关穴，至皮肤潮红发热为度。

小儿盗汗

疾病概述：小儿盗汗是指小孩在睡熟时全身出汗，醒则汗停的病症。中医认为，汗为心液，若盗汗长期不止，心肾元气耗伤严重，主张积极治疗其本，即健脾补气固本。常用的方法有健脾益气、扶正固表。

基础取穴：心俞、肾俞、三阴交、太溪、复溜。

随症配穴：夜寐欠佳者加刮神门；倦怠乏力，手足不温者加刮命门；气短神疲，食欲缺乏者加刮脾俞。

心俞　宽胸理气、通络安神

刮痧时间
1～3分钟

定位
位于背部，当第五胸椎棘突下，旁开1.5寸。

刮痧方法
用刮痧板侧边从上向下刮拭，至皮肤潮红发热即可。

肾俞　益肾助阳

刮痧时间
1～3分钟

定位
位于腰部，当第二腰椎棘突下，旁开1.5寸。

刮痧方法
用面刮法刮拭肾俞穴，以皮肤有热感为度。

三阴交 健脾胃、益肝肾

刮痧时间
1～3分钟

定位 | 位于小腿内侧，当足内踝尖上3寸，胫骨内侧缘后方。

刮痧方法 | 用刮痧板侧边刮拭三阴交穴，至皮肤潮红发热即可。

太溪 壮阳固肾

刮痧时间
1～3分钟

定位 | 位于足内侧，内踝后方，当内踝尖与跟腱之间的凹陷处。

刮痧方法 | 用刮痧板角部刮拭太溪穴，至皮肤潮红即可。

复溜 补肾益阴、温阳利水

刮痧时间
1～3分钟

定位 | 位于小腿内侧，太溪直上2寸，跟腱的前方。

刮痧方法 | 用刮痧板角部刮拭复溜穴，至皮肤潮红即可。

小儿遗尿

小儿病症
刮痧方法

疾病概述： 小儿遗尿是指小儿睡梦中小便自遗，醒后方觉的病症。多见于3岁以上的儿童。若3岁以上的小儿一个月内尿床次数达到3次以上就不正常了，医学上称之为『遗尿症』，一般男孩多于女孩。

基础取穴： 足三里、肾俞。

随症配穴： 形寒肢冷，精神不振者加刮命门；尿频量少，色黄腥臭者加刮阴陵泉；神疲乏力，大便溏薄者加刮脾俞。

足三里 扶正培元

刮痧次数
20次

定位

位于小腿前外侧，当犊鼻下3寸，距胫骨前缘一横指（中指）。

刮痧方法

用刮痧板侧边部从上往下刮拭足三里穴，力度略重，可不出痧。

肾俞 益肾助阳

刮痧次数
20次

定位

位于腰部，当第二腰椎棘突下，旁开1.5寸。

刮痧方法

用面刮法刮拭肾俞穴，以皮肤有热感为度。

小儿哮喘

小儿
病症

刮痧
方法

疾病概述： 小儿哮喘是小儿时期常见的慢性呼吸系统疾病，主要以呼吸困难为特征。本病常反复发作，迁延难愈，病因较为复杂，危险因素很高，发病通常与环境因素有关，临床表现为呼吸困难、气促、咳嗽。

基础取穴： 定喘、肺俞。

随症配穴：气急胸闷者加刮膻中；痰多者加刮丰隆，咳嗽、咯血者加刮孔最。

定喘　止咳平喘

定位

位于背部，当第七颈椎棘突下，旁开0.5寸。

刮痧次数

20次

刮痧方法

用刮痧板角部重刮定喘穴，直至皮下出现紫色痧斑、痧痕为止。

肺俞　缓急止痛、止咳平喘

定位

位于背部，当第三胸椎棘突下，旁开1.5寸。

刮痧次数

20次

刮痧方法

用刮痧板侧边重刮肺俞穴，直至皮下出现紫色痧斑、痧痕为止。

小儿流鼻血

小儿
病症

刮痧
方法

疾病概述： 小儿鼻出血是小儿流鼻血常见的临床症状之一，引起偶尔流鼻血的原因有上火、心情焦虑，或鼻子被异物撞击、人为殴打等因素。鼻出血也可由鼻腔本身疾病引起，也可能是全身性疾病所诱发。

基础取穴： 迎香、哑门、厉兑、合谷、太冲。

随症配穴： 哭闹不安者加刮心俞；失眠者加刮神门；咽喉肿痛者加刮少商。

迎香 祛风通窍、理气止痛

刮痧次数
20次

定位

位于面部，鼻翼外缘中点旁，当鼻唇沟中。

刮痧方法

位于面部，鼻翼外缘中点旁，当鼻唇沟中。

哑门 开窍醒神、平肝熄风

刮痧次数
20次

定位

位于项部，当后发际正中直上0.5寸，第一颈椎下。

刮痧方法

用刮痧板角部刮拭哑门穴，至皮下紫色痧斑、痧痕形成为止。

厉兑　清热安神

刮痧次数
20次

定位 ｜ 位于足第二趾末节外侧，距趾甲角0.1寸（指寸）。

刮痧方法 ｜ 用刮痧板角部刮拭，力度适中，至皮肤潮红发热即可。

合谷　镇静止痛、通经活络

刮痧次数
20次

定位 ｜ 位于手背，第一、二掌骨间，当第二掌骨桡侧的中点处。

刮痧方法 ｜ 用刮痧板角部从上往下反复刮拭，至皮肤出现痧痕为止。

太冲　疏肝养血

刮痧次数
20次

定位 ｜ 位于足背侧，当第一跖骨间隙的后方凹陷处。

刮痧方法 ｜ 用角刮法刮拭太冲穴，力度重，以出痧为度。

小儿便秘

小儿病症

小儿病症

刮痧方法

疾病概述：新生儿正常排便为出生一周后一天排便4~6次，3~4岁的小儿排便次数一天1~2次为正常。便秘是临床常见的复杂症状，主要是指排便次数减少，粪便量减少，粪便干结等病理现象。

基础取穴：天枢、足三里、上巨虚、大肠俞、小肠俞。

随症配穴：嗳气、呃逆者加刮胃俞；精神萎靡，面色少华者加刮脾俞；四肢不温，畏寒怕冷者加刮关元。

天枢 调中和胃、理气健脾

定位
位于腹中部，距脐中2寸。

刮痧次数
20次

刮痧方法
用刮痧板角部刮拭天枢穴，以皮肤发红、出痧为度。

足三里 健脾和胃

定位
位于小腿前外侧，当犊鼻下3寸，距胫骨前缘一横指（中指）。

刮痧次数
20次

刮痧方法
以刮痧板厚边为着力点刮拭足三里穴，以出痧为度。

上巨虚 调和肠胃

刮痧次数
20次

定位 | 位于小腿前外侧，犊鼻下6寸，距胫骨前缘一横指（中指）。

刮痧方法 | 以刮痧板厚边为着力点刮拭上巨虚穴，以出痧为度。

大肠俞 理气和胃

刮痧次数
20次

定位 | 位于腰部，第四腰椎棘突下，旁开1.5寸。

刮痧方法 | 用刮痧板的边缘从上往下刮拭，力度微重，以出痧为度。

小肠俞 通调二便

刮痧次数
20次

定位 | 位于人体的骶部，当骶正中嵴旁1.5寸，平第一骶后孔。

刮痧方法 | 用刮痧板的边缘从上往下刮拭，力度微重，以出痧为度。

小儿佝偻病

小儿病症

刮痧方法

疾病概述： 小儿佝偻病，是一种以骨骼生长发育障碍和肌肉松弛为主的慢性营养缺乏疾病。多见于3岁以下的小孩，其发病原因是先天营养不足、喂养不当等。小儿佝偻病最初多表现为如烦躁不安、哭闹等。

基础取穴： 足三里、脾俞、胃俞、委中、承筋。

随症配穴： 腰膝酸软者加刮肾俞；烦躁不安者加刮心俞；盗汗者加刮三阴交。

足三里 扶正培元

刮痧次数 20次

定位
位于小腿前外侧，当犊鼻下3寸，距胫骨前缘一横指（中指）。

刮痧方法
以刮痧板厚边为着力点刮拭，至皮肤出痧为度。

脾俞 健脾和胃

刮痧次数 20次

定位
位于背部，当第十一胸椎棘突下，旁开1.5寸。

刮痧方法
以刮痧板厚边为着力点刮拭脾俞穴，手法宜轻，以出痧为度。

胃俞　健脾和胃、宽中降逆

刮痧次数
20次

定位 | 位于背部，当第十二胸椎棘突下，旁开1.5寸。

刮痧方法 | 以刮痧板厚边为着力点刮拭，手法宜轻，以出痧为度。

委中　舒筋活络、凉血解毒

刮痧次数
20次

定位 | 位于腘横纹中点，当股二头肌腱与半腱肌肌腱的中间。

刮痧方法 | 用面刮法刮拭委中穴，力度适中，可不出痧。

承筋　运化水湿、舒筋活络

刮痧次数
20次

定位 | 位于小腿后面，当委中与承山的连线上，委中下5寸。

刮痧方法 | 用面刮法刮拭承筋穴，力度适中，以出痧为度。

小儿夜啼

疾病概述： 常见于一岁以内的哺乳期婴儿，多因受惊或身体不适所引起。主要表现为婴儿长期夜间啼哭不停，或时哭时止，辗转难睡。中医认为本病多因小儿脾寒、神气未充、心火上乘、食积等所致。

基础取穴： 百会、心俞、脾俞、肾俞、中脘。

随症配穴： 食欲缺乏，身体消瘦者加刮足三里；烦躁不安者加刮三阴交；面色泛青，两目窜视者加刮胆俞。

百会　熄风醒脑、升阳固脱

刮痧次数 20次

定位

位于头部，前发际正中直上5寸，或两耳尖连线的中点位置。

刮痧方法

用刮痧板侧边刮拭，并向穴位四周呈放射性刮拭。

心俞　宽胸理气、通络安神

刮痧次数 20次

定位

位于背部，当第五胸椎棘突下，旁开1.5寸。

刮痧方法

用刮痧板侧边从上向下刮拭，至皮肤潮红发热即可。

脾俞　健脾和胃

刮痧次数
20次

定位 ｜ 位于背部，当第十一胸椎棘突下，旁开1.5寸。

刮痧方法 ｜ 用刮痧板侧边从上向下刮拭脾俞穴，至皮肤潮红发热即可。

肾俞　益肾助阳

刮痧次数
20次

定位 ｜ 位于腰部，当第二腰椎棘突下，旁开1.5寸。

刮痧方法 ｜ 用刮痧板侧边由轻至重地刮拭，至皮肤潮红发热即可。

中脘　和胃健脾、降逆利水

刮痧次数
20次

定位 ｜ 位于上腹部，前正中线上，当脐中上4寸。

刮痧方法 ｜ 用角刮法刮拭中脘穴，至皮肤潮红发热即可。

小儿失眠

小儿病症

刮痧方法

疾病概述：小儿失眠是指小儿因经常性睡眠不安或难以入睡、易醒等，导致其睡眠不足的病症。婴幼儿失眠的原因一般是饥饿或过饱、身体不舒适、睡前过于兴奋、因与亲密抚养者分离而产生焦虑等。

基础取穴：安眠、神门。

随症配穴：哭闹不安者加刮心俞；食欲缺乏者加刮足三里；面色泛青者加刮胆俞。

安眠　清心安神

定位

位于翳风穴与风池穴连线的中点。

刮痧方法

刮痧次数　20次

用刮痧板角部刮拭安眠穴，力度不宜太重，以潮红出痧为度。

神门　宁心安神

定位

位于腕部，腕掌侧横纹尺侧端，尺侧腕屈肌腱的桡侧凹陷处。

刮痧方法

刮痧次数　20次

用刮痧板角部刮拭神门穴，力度不宜太重，以潮红出痧为度。

舒缓身心，
"刮" 走职场亚健康

第
6
章

　　亚健康是指人体处于健康和疾病之间的一种状态。现代生活节奏的加快，让每个人的身上都有很大的压力，尤其是职场工作者，面对越来越多的压力，他们中的很多人忽视了对自己身体的关注，处于亚健康状态者，不能达到健康的标准，表现为一定时间内的活力降低、功能和适应能力减退。虽不为大病症，但也不可忽视。本章介绍几种亚健康状态下的不适及其刮痧操作方法，随手刮一刮，让您走出亚健康。

空调病

疾病概述：空调病指长时间在空调环境下工作学习的人，因空气不流通，环境不佳，出现鼻塞、头昏、打喷嚏、乏力、记忆力减退等症状，一般表现为疲乏无力、四肢肌肉关节酸痛，严重者可引起口眼㖞斜。

基础取穴：太阳、迎香、风池、大椎、定喘。

随症配穴：项背强痛者加刮列缺；上肢麻木者加刮外关；肩背酸痛者加刮肩井。

太阳 清肝明目、通络止痛

刮痧次数 30次

定位
位于颞部，当眉梢与目外眦之间，向后约一横指的凹陷位置。

刮痧方法
用刮痧板角部着力于太阳穴刮拭，逐渐加重力道，可不出痧。

迎香 宣通鼻窍

刮痧次数 30次

定位
位于面部，鼻翼外缘中点旁，当鼻唇沟中。

刮痧方法
以刮痧板角部刮拭迎香穴，力度轻柔，不必出痧。

风池 平肝熄风、通利官窍

刮痧次数
30次

定位 位于项部，当枕骨之下，胸锁乳突肌与斜方肌上端之间的凹陷处。

刮痧方法 用面刮法自上而下刮拭风池穴，以皮肤出现痧痕为度。

大椎 清热解表、截疟止痫

刮痧次数
30次

定位 位于后正中线上，第七颈椎棘突下凹陷中。

刮痧方法 用刮痧板角部由上至下刮拭大椎穴，力度适中，可不出痧。

定喘 止咳平喘

刮痧次数
30次

定位 位于背部，当第七颈椎棘突下，后正中线旁开0.5寸。

刮痧方法 用面刮法由上至下刮拭定喘穴，以皮肤出现红晕为度。

神经衰弱

职场病症

刮痧方法

疾病概述：神经衰弱是指大脑由于长期情绪紧张及精神压力大，从而出现精神活动能力减弱的功能障碍性病症，其主要特征是易兴奋、易疲劳、记忆力减退等，同时伴有各种躯体不适症状。

基础取穴：百会、风池、风府、内关、心俞。

随症配穴：头痛、眩晕者加刮太阳；四肢无力，食欲缺乏者加刮足三里；面色苍白，气短者加刮涌泉。

百会 熄风醒脑、升阳固脱

刮痧次数 30次

定位

位于头部，当前发际正中直上5寸，或两耳尖连线的中点处。

刮痧方法

用角刮法刮拭百会穴，力度适中，以潮红发热为度。

风池 平肝熄风、通利官窍

刮痧次数 30次

定位

位于项部，当枕骨之下，与风府相平，胸锁乳突肌与斜方肌上端之间的凹陷处。

刮痧方法

用角刮法刮拭风池穴，病情重者力度稍重，病情轻者力度宜轻。

风府 散风熄风、通关开窍

刮痧次数
30次

定位 | 位于项部，当后发际正中直上1寸。

刮痧方法 | 用角刮法刮拭风府穴，以患者出现酸胀感为度。

内关 宁心安神、理气止痛

刮痧次数
30次

定位 | 位于前臂掌侧，当曲泽与大陵的连线上，腕横纹上2寸。

刮痧方法 | 用刮痧板角部从上往下刮拭内关穴，至皮肤潮红发热即可。

心俞 宽胸理气、通络安神

刮痧次数
30次

定位 | 位于背部，当第五胸椎棘突下，旁开1.5寸。

刮痧方法 | 用刮痧板侧边从上向下刮拭心俞穴，至皮肤潮红发热即可。

眩晕

疾病概述： 眩晕与头晕相似，但本质不同。眩晕分为周围性眩晕和中枢性眩晕。中枢性眩晕多由脑组织、脑神经疾病引起，如脑血管疾病。周围性眩晕发作时常伴有耳聋、耳鸣等自主神经系统症状。

基础取穴： 百会、风池、太阳、悬钟、足三里。

随症配穴： 两目昏黑，面色苍白者加刮脾俞，怯冷倦卧者加刮关元；胸痞欲呕，食欲缺乏者加刮丰隆。

百会 熄风醒脑、升阳固脱

定位
位于头部，当前发际正中直上5寸，或两耳尖连线的中点处。

刮痧次数
30次

刮痧方法
用面刮法刮拭百会穴，力度适中，以潮红发热为度。

风池 平肝熄风、通利官窍

定位
位于项部，当枕骨之下，与风府相平，胸锁乳突肌与斜方肌上端之间的凹陷处。

刮痧次数
30次

刮痧方法
用角刮法刮拭风池穴，病情重者力度稍重，病情轻者力度宜轻。

太阳 清肝明目、通络止痛

刮痧次数
30次

定位 位于颞部，当眉梢与目外眦之间，向后约一横指的凹陷处。

刮痧方法 用角刮法刮拭太阳穴，力度适中，以皮肤潮红为度。

悬钟 泻胆火、舒筋脉

刮痧次数
30次

定位 位于小腿外侧，当外踝尖上3寸，腓骨前缘。

刮痧方法 用面刮法刮拭，力度由轻到重，以有温热舒适感为宜。

足三里 通经活络

刮痧次数
30次

定位 位于小腿前外侧，犊鼻下3寸，距胫骨前缘一横指（中指）。

刮痧方法 用刮痧板角部刮拭足三里穴，至皮肤潮红发热即可。

失眠

职场病症

刮痧方法

疾病概述：失眠，即睡眠失常，是指无法入睡或无法保持睡眠状态。睡眠不足会影响健康，生理节奏被打乱，继之引起人的疲劳感，出现全身不适、无精打采、反应迟缓、头痛、记忆力减退等症状。

基础取穴：百会、神门、内关、印堂、心俞。

随症配穴：面色不华者加刮脾俞；面赤口苦者加刮肝俞；耳鸣者加刮听宫。

百会 熄风醒脑、升阳固脱

刮痧时间
1～3分钟

定位
位于头部，当前发际正中直上5寸，或两耳尖连线的中点处。

刮痧方法
用角刮法刮拭百会穴，力度适中，以潮红发热为度。

神门 宁心安神

刮痧时间
1～3分钟

定位
位于腕掌侧横纹尺侧端，尺侧腕屈肌腱的桡侧凹陷处。

刮痧方法
用刮痧板角部刮拭神门穴，力度适中，可不出痧。

内关 宁心安神、理气止痛

刮痧时间
1～3分钟

定位 | 位于前臂掌侧，当曲泽与大陵的连线上，腕横纹上2寸。

刮痧方法 | 用刮痧板角部从上往下刮拭内关穴，至皮肤潮红发热即可。

印堂 安神定惊

刮痧时间
1～3分钟

定位 | 位于额部，两眉头的正中。

刮痧方法 | 用刮痧板厚边棱角刮拭印堂穴，至皮肤发热即可。

心俞 宽胸理气、通络安神

刮痧时间
1～3分钟

定位 | 位于背部，当第五胸椎棘突下，旁开1.5寸。

刮痧方法 | 用刮痧板的面侧刮拭心俞穴，以出痧为度。

腰肌劳损

职场病症

刮痧方法

疾病概述：腰肌劳损的主要症状是腰或腰骶部胀痛、酸痛，且反复发作，疼痛可随气候变化或劳累程度而变化，时轻时重。中医认为腰肌劳损主要是肾气虚弱所致，而用刮痧方法可以帮助患者减轻病症，补肾强腰。

基础取穴：命门、腰阳关、承扶、殷门、委中。

随症配穴：下肢逆冷者加刮阳陵泉；下肢痉挛者加刮承山；下肢痿痹者加刮足三里。

命门 补肾壮阳、利水消肿

刮痧次数
50次

定位

位于腰部，当后正中线上，第二腰椎棘突下凹陷中。

刮痧方法

用刮痧板角部刮拭命门穴，力度轻柔，可不出痧。

腰阳关 舒筋活络

刮痧次数
50次

定位

位于腰部，当后正中线上，第四腰椎棘突下凹陷中。

刮痧方法

用刮痧板角部刮拭腰阳关穴，力度轻柔，以出痧为度。

承扶 通便消痔、舒筋活络

刮痧次数
50次

定位 | 位于大腿后面，臀下横纹的中点处。

刮痧方法 | 用刮痧板厚边刮拭，至皮下紫色痧斑、痧痕形成为止。

殷门 舒筋活络、强膝壮腰

刮痧次数
50次

定位 | 位于大腿后面，当承扶与委中的连线上，承扶下6寸。

刮痧方法 | 用面刮法刮拭殷门穴，力度适中，以皮肤潮红出痧为度。

委中 舒筋活络、凉血解毒

刮痧次数
50次

定位 | 位于腘横纹中点，当股二头肌腱与半腱肌肌腱的中间。

刮痧方法 | 用面刮法刮拭，力度由轻至重，以皮肤潮红出痧为度。

黑眼圈、眼袋

职场
病症

刮痧
方法

疾病概述： 黑眼圈是由于经常熬夜、睡眠不足、眼部过度疲劳、静脉血管血流速度过于缓慢，导致二氧化碳及代谢废物积累过多，造成眼部色素沉着所致。眼袋，是指下眼睑水肿。

基础取穴： 攒竹、四白、肾俞、印堂、血海。

随症配穴： 面色不华者加刮脾俞；头晕心烦者加刮神门；面赤口苦者加刮肝俞。

攒竹　清热明目、祛风通络

刮痧次数
30次

定位
位于眉头陷中，眶上切迹处。

刮痧方法
用刮痧板的角部沿着眉毛方向刮拭，在攒竹穴位置重点刮拭。

四白　祛风明目、通经活络

刮痧次数
30次

定位
位于面部，瞳孔直下，眶下孔凹陷的位置。

刮痧方法
用刮痧板角部刮拭，力度适中，以潮红发热为度。

肾俞 益肾助阳

刮痧次数
50次

定位 | 位于腰部，当第二腰椎棘突下，旁开1.5寸。

刮痧方法 | 用刮痧板厚边刮拭肾俞穴，力度适中，以出痧为度。

印堂 安神定惊

刮痧次数
30次

定位 | 位于额部，当两眉头连线中间。

刮痧方法 | 用刮痧板厚边棱角刮拭印堂穴，至皮肤发热即可。

血海 调经统血、健脾化湿

刮痧次数
30次

定位 | 位于髌底内侧端上2寸，当股四头肌内侧头的隆起处。

刮痧方法 | 用刮痧板由上至下重刮血海穴，以出痧为度。

网球肘

职场病症

刮痧方法

疾病概述：网球肘又称肱骨外上髁炎，是指手肘外侧肌腱疼痛发炎，多见于木工、网球运动员等从事单纯臂力收缩运动工作的人群。本病发病慢，其主要临床表现有肘关节外侧部疼痛、手臂无力、酸胀不适。

基础取穴：曲池、小海。

随症配穴：上肢麻木者加刮外关；肘臂挛痛者加刮手五里；肩颈疼痛者加刮大椎。

曲池　清热和营、降逆活络

定位

位于肘横纹外侧端，屈肘，当尺泽与肱骨外上髁连线中点。

刮痧次数
50次

刮痧方法

用刮痧板角部刮拭曲池穴，由上至下，力度适中，以出痧为度。

小海　清热止痛、安神定志

定位

位于肘内侧，当尺骨鹰嘴与肱骨内上髁之间的凹陷处。

刮痧次数
50次

刮痧方法

用刮痧板厚边刮拭小海穴，由上至下，力度适中，以出痧为度。